INNER PEACE YOGA

Issue 01. | 이너피스 요가 : 마인드 | MIND
송다은 지음

———
마음에 평화를 주는 요가 테라피

웅진 리빙하우스

Prologue

요가, 내 안의 평화를 찾아가는 여정

내가 요가를 처음 시작한 것은 대학교 3학년, 심한 다이어트로 몸무게가 45kg이 나갔을 때였다. 대학에 들어가서 예뻐지기 위해 시작한 다이어트로 15kg 이상이나 감량되면서 살을 빼는 수준을 넘어, 그저 깡마른 몸이 된 것이다. 무리한 다이어트는 엄청난 스트레스와 후유증을 남겼고, 나는 예전만큼은 아니라도 조금만 살을 찌워 예쁘기도 하지만 건강해 보이는 몸을 갖고 싶었다.

그때 만난 것이 요가다. 나는 우연히 들어선 요가의 세계에 엄청난 매력을 느꼈다. 곧바로 지도자 과정을 밟았고, 3개월 만에 요가 수업을 지도하게 되었다. 지금 생각해보면 겁 없고 호기심 많은 20대였기에 가능했다. 그 당시 나를 매료시킨 요가는 10년이 된 지금까지도 나를 존재하게 하고 살아가는 원동력이자 에너지가 되고 있다. 요가를 공부하고 지도하면서 향에 대한 관심도 많아져서 아로마 테라피도 공부하기 시작했다. 다양한 에센셜 오일의 향과 함께 각각의 오일이 지니고 있는 에너지와 효능은 또 다른 매력으로 다가왔다.

요가를 하는 동안 몸은 끊임없이 변하지만 마음만은 늘 편안하고 여유롭다. 요가 동작 하나하나가 내 몸 구석구석을 만져주고, 호흡은 복잡한 마음과 정신을 요가 동작에만 집중하도록 도와준다. 동작과 호흡을 하면서 자연스럽게 연결되는 명상과 오일의 향을 맡으며 즐기는 테라피는 예민해지는 나를 이완시키고, 작은 것에도 흔들리지 않고 중심을 잡고 살아갈 수 있게 한다.

INNER PEACE YOGA

참고도서

김성기, 『음악, 그리고 음악치료』(지식공감, 2012)
김종우, 대한한방신경정신과학회 화병연구센터, 『화병 100문 100답』(집문당, 2013)
김태형, 양웅모, 『한의학과 심리학의 만남』(세창출판사, 2014)
다츠무라 오사무, 『호흡 건강법』(넥서스BOOKS, 2008)
라마 차라카, 『요가 호흡의 과학』(여래, 2008)
박의규, 『소금과 물, 우리 몸이 원한다』(지식과감성, 2014)
브렌다 쇼샤나, 『걱정 버리기 연습』(예문, 2014)
B. K. S 아헹가, 『요가 디피카』(법보신문사, 1997)
살바토레 바타리아, 『살바토레의 아로마테라피 완벽가이드』(현문사, 2008)
샤릴라 샤라먼, 『차크라 힐링 핸드북』(슈리크리슈나다스아쉬람, 2008)
이경제, 『이경제의 건강보감』(김영사, 2002)
이현주, 『아로마테라피』(한글문화사, 2006)
이타쿠라 히로시게, 『허브차』(넥서스BOOKS, 2007)
제갈영, 손현택, 『베스트 허브 식물 이야기』(지식서관, 2012)
에드몬드 제이쿱스, 『긴장이완법』(학지사, 1995)
제카 맥비커, 『제카의 허브』(RGB, 2010)
존 카치오포, 윌리엄 패트릭, 『인간은 왜 외로움을 느끼는가』(민음사, 2013)
키무라 준, 『흥분하지 않는 심리학』(민지사, 1996)
프란시스 부스, 『디지털 세상에서 집중하는 법』(처음북스, 2014)
힌리히 반 데에스트, 『음악 치료』(시유시, 1999)
Julia Lawless, 『아로마 에센셜오일 백과사전』(현문사, 2002)

그런 시간을 통해 나라는 존재가 세상 누구보다 소중하고 행복하다는 것을 깨닫는다. 또한 내 몸과 마음을 온전하게 느낄 수 있음을 경험한다. 요가를 하는 동안만큼은 온전히 나 자신에게 집중함으로써 스스로를 관찰하고 이해하며, 있는 그대로의 나를 받아들임으로써 나의 내면과 소통하고 교감하는 것이다.

아직 요가를 경험하지 못한 사람도 있을 것이고, 저마다의 이유로 요가를 처음 시작하는 사람도 있을 것이다. 모두 원하는 목적과 방향은 다르겠지만, 요가를 하다 보면 내가 느꼈던 감정과 경험을 똑같이 느낄 수 있을 거라 생각한다.

요가는 몸과 마음, 정신을 살피는 가장 훌륭한 홀리스틱 수양법이다. 내 안의 진정한 평화를 찾고 싶다면, 나 자신을 더 많이 이해하고 사랑하고 싶다면 요가에 모든 답이 있다고 말해주고 싶다. 나는 내가 찾은 답과 이 모든 경험을 많은 사람과 나누고 싶다.

INNER PEACE YOGA
MIND

Prologue 4
요가, 내 안의 평화를 찾아가는 여정

Information 8
이 책의 활용법

Chapter 1
YOGA THERAPY
요가 테라피의 모든 것

Intro 요가 그리고 아로마 테라피 11

Lesson 1 호흡 14
세포 하나하나가 에너지로 가득 차는 순간

Lesson 2 명상 17
긍정의 에너지를 만드는 몰입의 시간

Lesson 3 동작(아사나) 22
몸의 모든 곳을 자극하는 순환 운동

Lesson 4 아로마 오일 25
지친 몸과 마음에 주는 한 방울의 힘

Lesson 5 허브티 30
요가 전 몸과 마음을 열어주는 온기

Lesson 6 음악 32
규칙적인 생체리듬을 만드는 명상 메이트

Lesson 7 차크라 34
우리 몸에 존재하는 일곱 개의 에너지

Therapy Item 36
수련에 필요한 준비물과 주의할 점

Chapter 2
MIND

마음에 평화를 주는 요가 테라피

Intro 39
내 마음 들여다보기

Warm Up 42
웜업

Aroma Therapy 46
아로마 오일 호흡 마사지

Case #1 스트레스가 심할 때 50
Therapy Recipe 시베리안 진생 티 + 고양이 자세
+ 강아지 자세 + 스위트 바질 에센셜 오일

Case #2 마음이 불안할 때 54
Therapy Recipe 오트 티 + 엎드려 하는 비틀기 자세
+ 낙타 자세 변형 + 네롤리 에센셜 오일

Case #3 우울할 때 58
Therapy Recipe 세인트 존스 워트 티 + 캣 우먼 자세
+ 코브라 자세 + 베르가못 에센셜 오일

Case #4 긴장되고 초조할 때 62
Therapy Recipe 캐모마일 티 + 부메랑 자세
+ 나무 자세 + 일랑일랑 에센셜 오일

Case #5 화가 나고 짜증날 때 66
Therapy Recipe 린덴 티 + 해초 자세 + 막대기 자세
+ 샌들우드 에센셜 오일

Case #6 쓸쓸하고 외로울 때 70
Therapy Recipe 레몬 버베나 티 + 소머리 자세
+ 비둘기 자세 + 클라리 세이지 에센셜 오일

Case #7 무기력하고 의욕이 없을 때 74
Therapy Recipe 보리지 티 + 두루미 자세
+ 구름다리 자세 + 로즈 에센셜 오일

Case #8 생각과 걱정이 많을 때 78
Therapy Recipe 재스민 티 + 꽈배기 자세
+ 미끄럼틀 자세 + 프랑킨센스 에센셜 오일

Case #9 지나치게 흥분될 때 82
Therapy Recipe 발레리안 티 + 박쥐 자세 변형
+ 독수리 자세 + 파촐리 에센셜 오일

Case #10 주의가 산만할 때 86
Therapy Recipe 로즈힙 티 + V 밸런스 자세
+ 마법사 자세 + 레몬 에센셜 오일

Office Stretching 90
직장인을 위한 의자 스트레칭

Weekly Program 96
하루 10분, 스트레스를 날리는
일주일 프로그램

Information

1. 이 책은 각 케이스별로 증상에 도움이 되는 차와 요가 동작, 아로마 오일로 구성된 테라피 레시피를 소개하고 있습니다. 동작을 하기 전 차를 마시고, 동작 후 해당 오일을 아로마 호흡 마사지 등 추천법에 따라 적용하면 됩니다.

2. '웜업(42page)'은 본 동작 전에 하는 준비 동작으로, 충분히 연습한 후 본 동작에 들어가는 것이 좋습니다.

3. '아로마 오일 호흡 마사지(46page)'는 『MIND』에 소개한 오일 전체에 적용하면 좋은 추천 사용법입니다.

4. 차는 2잔 이상은 마시지 않도록 하며, 동작을 할 때는 물을 충분히 마셔주는 것이 좋습니다.

5. 'Da Eun's Blending'은 해당 오일의 효과를 극대화하는 추천 블렌딩법입니다. 베이스 오일에 에센셜 오일을 순서대로 떨어뜨린 후 잘 섞어서 사용하며, 에센셜 오일이 피부에 닿지 않도록 주의합니다.

6. 에센셜 오일을 사용할 때는 피부에 직접 닿지 않도록 하며, 특정 질환이나 알레르기가 있는 경우 반드시 전문가와 상담 후에 사용해야 합니다. 임신부나 민감성 피부, 1세 미만의 영유아는 사용하지 않는 것이 좋습니다. 1세~3세 미만의 영유아는 라벤더, 로만 캐모마일에 한해 사용할 수 있으며, 비율은 0.5% 이하로 합니다.

임신부가 피해야 할 오일 바질, 클라리 세이지, 히솝, 스위트 마조람, 너그메그, 페니로열, 로즈마리, 세이지, 시트로넬라, 타임, 펜넬, 페퍼민트, 로즈
고혈압 환자가 피해야 할 오일 히솝, 로즈마리, 타임, 세이지
민감성 피부가 피해야 할 오일 애니시드, 바질, 레몬, 시나몬, 블랙페퍼, 클로브 버드, 유칼립투스, 진저, 레몬그라스, 레드타임

7. 아로마 테라피를 실행할 때는 향수를 사용하지 않는 것이 좋습니다. 향수와 오일의 향이 혼합되어 에센셜 오일이 가지고 있는 효과를 떨어뜨릴 수 있습니다.

8. 유투브(YouTube)에서 『이너피스 요가』의 각 케이스별 요가 동영상을 볼 수 있습니다.

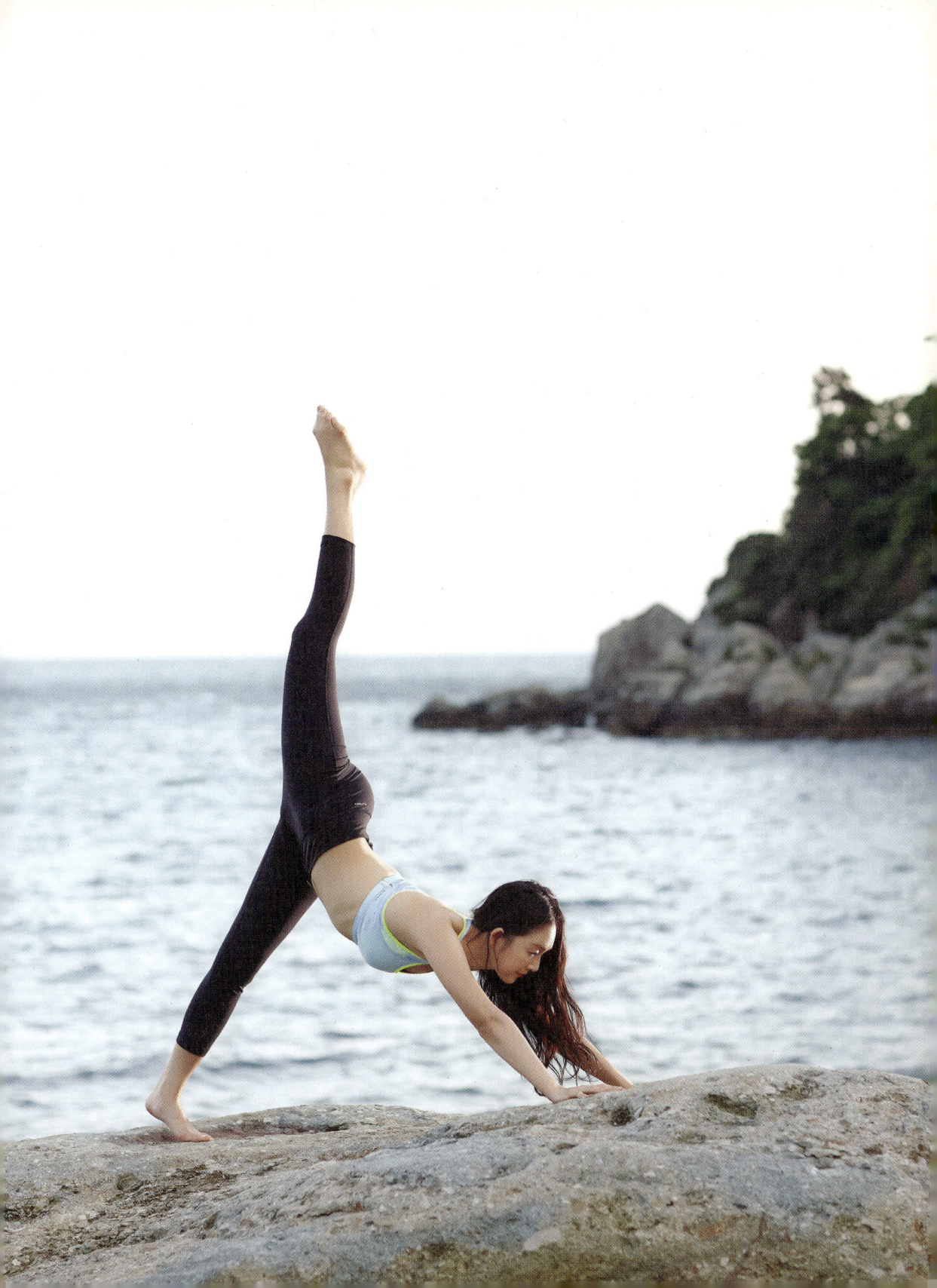

Chapter

1

YOGA THERAPY

요가 테라피의 모든 것

Intro

요가 그리고 아로마 테라피

요가는 인도의 산스크리트어로 '말을 마차에 결합시킨다'라는 의미를 갖고 있다. 말을 인간의 마음에, 마차를 인간의 몸에, 마차에 타고 있는 사람을 영혼에 비유해 '말(마음)을 잘 통제해서 바른 길로 갈 수 있게 하는 것'이 요가라는 것이다. 요가가 단순히 몸에 한정된 운동이 아니라 마음과 정신의 조화를 추구하고, 궁극적으로 진정한 의미의 자유로운 자아를 찾는 것을 목적으로 한다는 것을 알 수 있다.

요가가 아로마 테라피를 만나면 이런 전인적(홀리스틱^{Holistic})인 특성이 더욱 두드러진다. '향기(아로마^{Aroma})'와 '치료(테라피^{Therapy})'의 합성어인 아로마 테라피는 식물에서 추출한 에센셜 오일을 이용해 질병을 치료, 예방하고 건강을 유지하는 보완 대체 의학이다. 신체에 어떤 증상이 나타날 때 겉으로 드러나는 것만이 아닌, 증상과 관련한 환경적·정신적·정서적인 다양한 요소를 고려해 접근하고 치료하는 것이 특징이라고 할 수 있다.

그런 면에서 요가와 아로마 테라피는 전인적인 성향을 가졌다는 공통점이 있으며, 이런 공통점을 활용한 것이 아로마 요가다. 에센셜 오일을 사용하는 아로마 테라피가 요가와 결합하면 요가만 하는 것보다 더 큰 효과를 낼 수 있다. 이때 에센셜 오일을 사용하는 방법은 다양하지만 가장 효과적인 것은 국소 부위라도 피부에 직접 적용하는 것이다. 하지만 어떤 방법으로든 향을 흡입하게 되면, 향이 후각을 통해 뇌의 변연계를 자극해 감정, 호르몬, 자율신경계에 영향을 주고 자연스럽게 마음을 안정시키고 정신을 편안하게 해준다.

아로마 요가는 호흡과 명상, 동작과 오일, 음악 등으로 이루어진다. 여기에 이 책에서는 '허브티'에 대한 정보까지 담았다. 오일을 통한 후각과 촉각, 음악을 통한 청각에 이어 미각까지 만족시키는 테라피 레시피를 소개하고자 한 것이다. 아로마 요가를 이루는 각각의 기본 요소를 이해한다면 이를 더욱 효과적으로 즐길 수 있을 것이다.

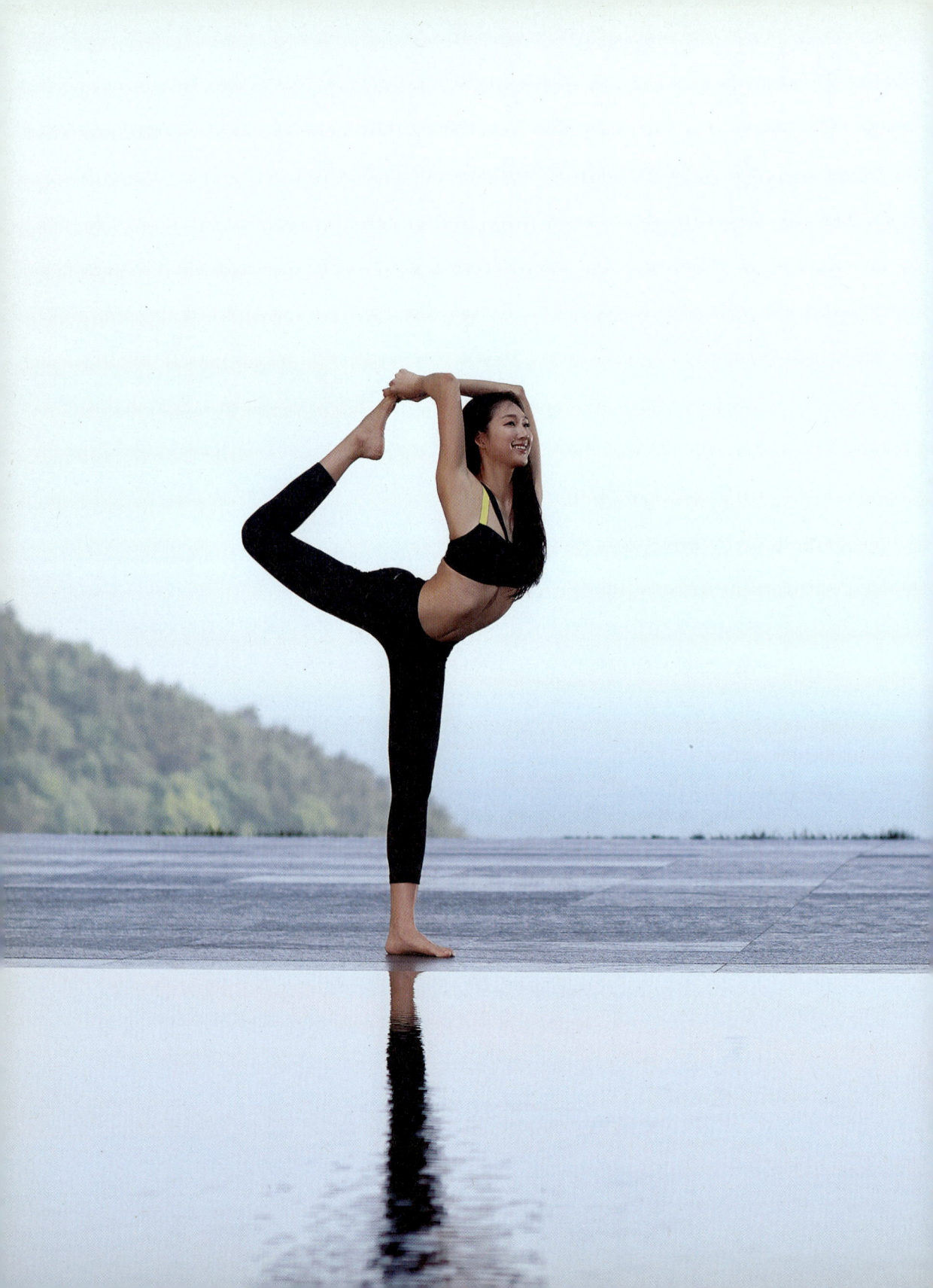

Effect 요가의 대표적인 효과

- ✓ 근력과 유연성을 길러주며 골밀도를 높인다.
- ✓ 장기의 위치를 바로잡고 마사지해준다.
- ✓ 신경계를 안정시키고 스트레스를 해소한다.
- ✓ 뇌에 혈류를 공급하고 혈액순환에 효과적이다.
- ✓ 각종 질병과 성인병을 예방하며 에너지를 증가시킨다.
- ✓ 호흡과 땀을 통해 독소와 노폐물을 배출한다.
- ✓ 체형 교정과 다이어트 등의 효과가 있다.

Effect 아로마 테라피의 효과

- ✓ 감정적인 스트레스와 딜레마를 해결해준다.
- ✓ 두통을 없애고 집중력과 기억력을 증가시킨다.
- ✓ 호흡계와 관련한 바이러스와 박테리아 활동을 억제시킨다.
- ✓ 정신적 · 육체적 피로를 해소한다.
- ✓ 긴장과 불안감을 해소하고 기분을 좋게 만든다.
- ✓ 신진대사와 혈액 순환을 원활하게 한다.

Lesson 1

세포 하나하나가 에너지로 가득 차는 순간
호흡

    지금까지 요가 강의를 하면서 많은 사람과 교감을 나누는 동안 사람들의 호흡이 변화하는 과정을 관찰할 수 있었다. 어깨를 들썩이는 사람, 전혀 어떠한 미동도 없는 사람, 마시고 내쉬는 방법이 뒤바뀐 사람, 입을 벌린 채 호흡하는 사람, 내쉬는 숨이 너무 짧은 사람 등 사람마다 호흡하는 모습은 너무도 다양하다.

    우리에게 호흡이 얼마나 중요한지는 모두 알고 있을 것이다. 말 그대로 호흡을 하지 않으면 숨을 쉴 수 없고 몸과 뇌에 산소를 공급할 수 없다. 하지만 그만큼 무의식적으로 이루어지기에 호흡하는 방법에 대해서는 그다지 신경 쓰지 않는다.

    일반적으로 우리는 흉식호흡과 복식호흡을 자연스럽게 번갈아 사용한다. 흉식호흡은 흉곽의 일부가 움직이는 호흡법으로, 주로 가슴이 올라가면서 목과 어깨 근육이 사용된다. 따라서 흉식호흡을 자주 하는 사람은 목과 어깨의 긴장과 통증을 느끼는 경우가 많다. 횡격막호흡으로 불리는 복식호흡은 내부 장기를 많이 움직일 수 있다는 장점이 있지만, 폐를 완전히 사용하지 못한다는 단점도 있다.

    사실 우리가 하는 호흡은 그 자체로 불완전하다. 그래서 요가에서 사용하는 완전 호흡법을 익히면, 그동안 완벽하지 않은 호흡으로 닿을 수 없는 곳까지 이완되는 경험을 할 수 있다. 나는 강의를 하면서 수련자들에게 자신이 호흡하는 모습을 바라볼 수 있는 시간을 준다. 먼저 정확한 호흡법을 알려줘야 하는 게 아니냐고 반문할지도 모르겠다. 하지만 내가 아무리 잘 설명해도 초보자들에게는 혼란만 줄 가능성이 크다. 호흡을 하느라 정작 자신에 집중하지 못하는 경우도 다반사기 때문이다.

    하지만 자연스럽게 호흡을 익히면 시간이 지나면서 그동안 몰랐던 자신의 깊은 호흡을 알아차리게 된다. 강의가 끝날 무렵이 되면 사람들의 호흡이 처음보다 길어지고 유연해지는 것을 알 수 있다. 자연스럽게 우리 몸 구석구석, 세포 하나하나가 에너지로 가득 차는 시간인 것이다. 처음 시작했을 때와 호흡이 달라졌다는 것을 경험하면 억지로 노력하지 않아도 몸과 마음의 변화를 깨닫게 된다.

Effect 호흡의 효과

✓ 호흡과 관련된 모든 근육과 기관을 유연하게 해준다.
✓ 폐활량이 늘어나 몸속으로의 산소 유입이 원활해진다.
✓ 자세가 바로잡히고, 심장 주변 근육을 마사지해준다.
✓ 흡연이나 잘못된 호흡으로 인해 벌어진 갈비뼈의 위치를 바로잡는다.
✓ 깊은 호흡으로 땀이 나는 동시에 독소와 노폐물이 배출된다.

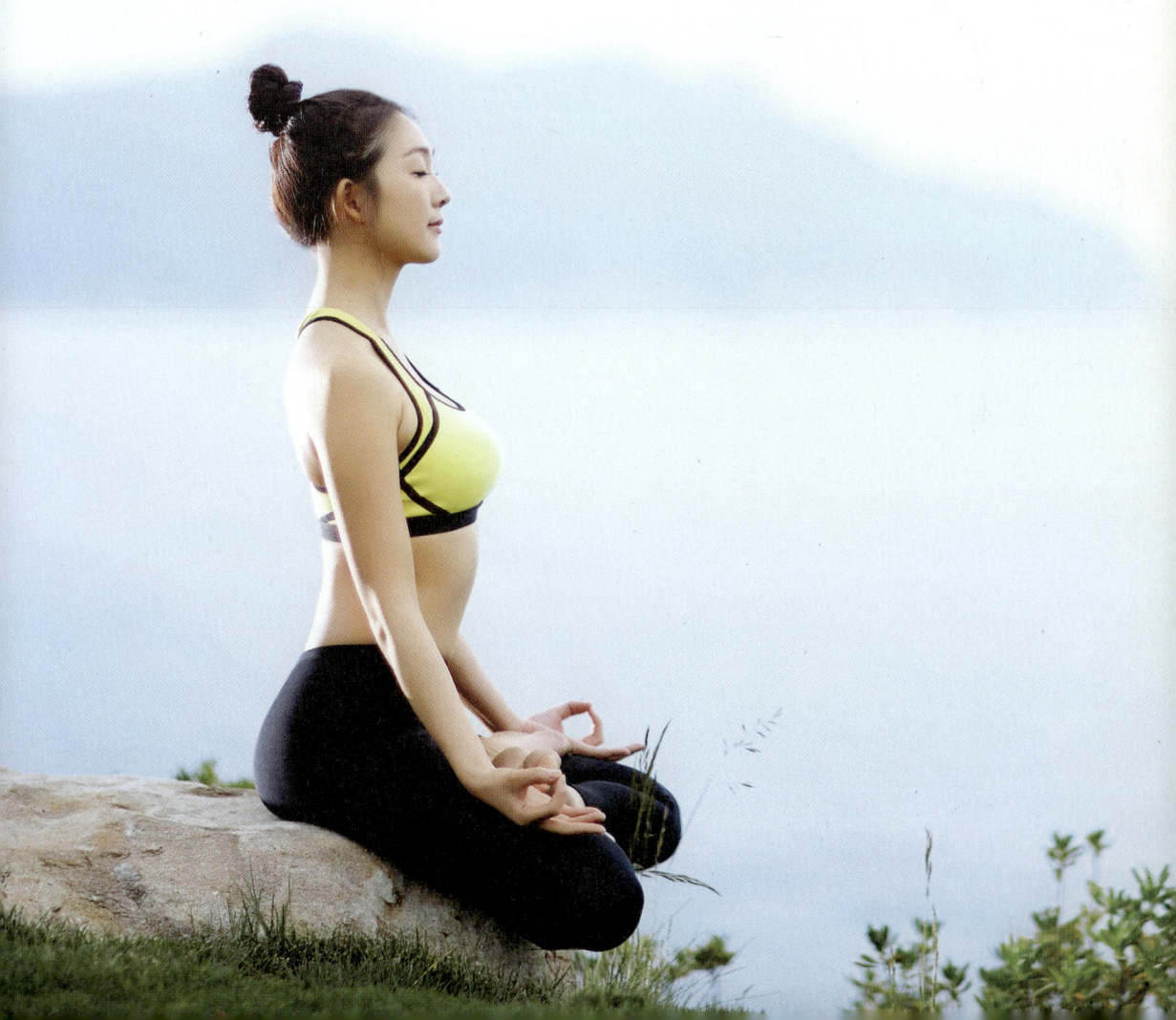

Tip   완전 호흡법

사람마다 가지고 있는 호흡 능력을 완전히 사용하는 것에 초점을 두는 호흡법이다. 호흡과 관련 있는 일부 근육만 사용하는 다른 호흡법과 달리, 호흡과 관련된 모든 근육을 사용한다. 흉강을 모든 방향으로 열어 허파 전체를 움직이게 하고 늑골, 횡격막, 복부의 움직임을 자연스럽게 하여 각각 제자리를 찾아 기능을 다할 수 있게 한다. 초보자는 완전 호흡법을 실행하기가 쉽지 않으므로 꾸준히 수련해야 한다.

How to

1. 바르게 서서 다리를 골반 너비로 벌린다. 가슴 바로 아래(브래지어 가장 아랫부분)를 엄지와 검지로 몸통을 끼운다는 느낌으로 갈비뼈 전체를 감싼다. 이때 팔꿈치는 가볍게 벌리고, 어깨는 긴장을 풀고, 턱은 가볍게 끌어당긴다. 네 개의 손가락은 힘을 풀고 모아준다.

2. 편하게 숨을 내뱉는데 뱉을 수 있는 최대치의 숨을 내뱉는다. 가능하면 완전히 내뱉은 다음 혀끝을 입천장에 댄다. 이렇게 하면 공기가 드나드는 것이 훨씬 수월하며 호흡의 소리, 길이, 깊이를 정확하게 느낄 수 있다.

3. 숨을 천천히 마신다. 늑골과 흉곽이 앞, 뒤, 좌, 우로 조금씩 팽창되는 것을 느끼며, 쇄골뼈까지 공기가 점점 차오르는 것을 느끼며 숨을 들이마신다.

4. 더 이상 마실 수 없을 정도로 공기를 가득 채운 다음 잠시 멈춘다. 이때 항문을 가볍게 조인다(멈추는 숨은 몇 초면 충분하다. 처음부터 너무 많이 멈출 필요는 없다). 조금씩 실행한다.

5. 멈추었던 숨을 아주 조금씩 미세하게 내뱉는다. 팽창했던 흉곽이 수축되는 것을 느끼며, 잡고 있던 손을 가볍게 움직여 마지막 숨까지 모두 뱉어낸다(숨을 내뱉을 때는 최대한 천천히 실행한다. 잘 내뱉으면 마시는 숨은 훨씬 수월하다).

6. 천천히 10회 반복한다. 평소 호흡량이 부족한 경우에는 어지럽고 속이 메슥거릴 수 있다. 갈비뼈 주변에 약간의 통증을 느낄 수도 있지만 연습을 통해 적응기를 거친다. 한 번에 10회씩, 하루 5번에서 10번 정도 틈틈이 실행한다.

Point   반드시 천천히 호흡해야 한다. 호흡을 천천히 하면 몸과 뇌로 들어가는 산소 양이 많아져 신진대사가 원활해지고, 부교감신경을 자극해 긴장과 스트레스를 줄이는 데 도움이 된다.

Tip   42page에 소개하는 준비 동작 '웜업'은 몸을 여러 방향으로 움직여 호흡에 사용되는 근육들의 긴장을 풀어준다. 웜업으로 어느 정도 호흡이 익숙해지면 완전 호흡법을 시도해본다.

Lesson 2

긍정의 에너지를 만드는 몰입의 시간
명상

처음 요가를 시작한 초보자들이 가장 먼저 부딪히는 벽이 명상이다. 기업이나 많은 사람을 대상으로 하는 강의에 나가면 요가를 처음 경험하는 사람들이 많다. 그럴 때마다 강의의 시작을 명상으로 한다는 것이 결코 쉽지 않다는 것을 느낀다.

명상을 위해 가만히 눈을 감으라고 하면 몸이 먼저 반응한다. 몸을 움직이지 않고 눈을 감고 있다는 것만으로도 익숙하지 않아 괴로운 것이다. 허리가 굽어지는 사람, 몸을 끊임없이 움직이는 사람, 턱을 과하게 끌어당기는 사람, 실눈을 뜨고 휴대폰을 보는 사람, 눈을 감긴 했지만 표정은 잔뜩 찌푸린 사람 등 잠깐의 시간이지만 다양한 모습을 보게 된다.

사람들이 명상을 지루해하거나 어렵게 생각하는 이유는 평소에 자주 하지 않아서이기도 하지만 뭔가에 집중해야 하는 게 낯설기 때문이기도 하다. 사람들은 명상을 양반다리를 하고 꼼짝도 하지 않은 채 눈을 감고 오로지 뭔가에 집중해야 하는 것으로 생각하는 경향이 있다.

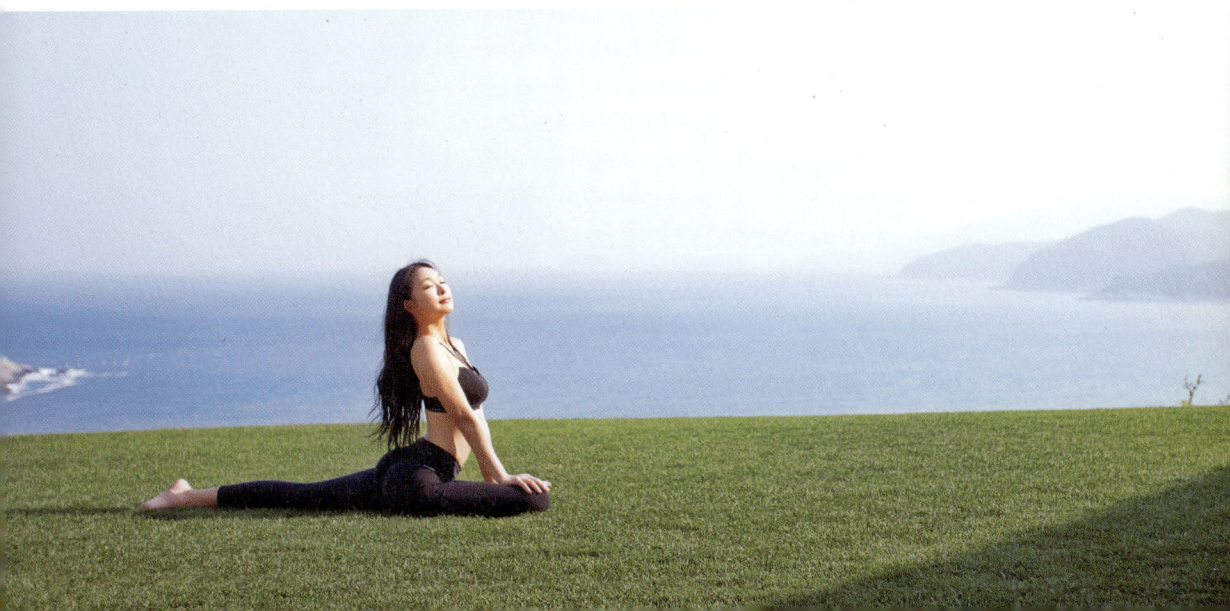

Effect 명상의 효과

- ✓ 변연계의 흐름을 활성화시켜 뇌의 흐름을 좋게 하고, 노화를 예방한다.
- ✓ 스트레스호르몬은 줄이고, 긍정적이고 행복한 감정을 전달하는 호르몬을 분비한다.
- ✓ 면역력을 강화시켜 각종 질병과 성인병을 예방한다.
- ✓ 자율신경계와 호르몬계, 심혈관계 질환을 개선한다.
- ✓ 불안과 우울증을 감소시키며, 기억력과 집중력을 강화한다.

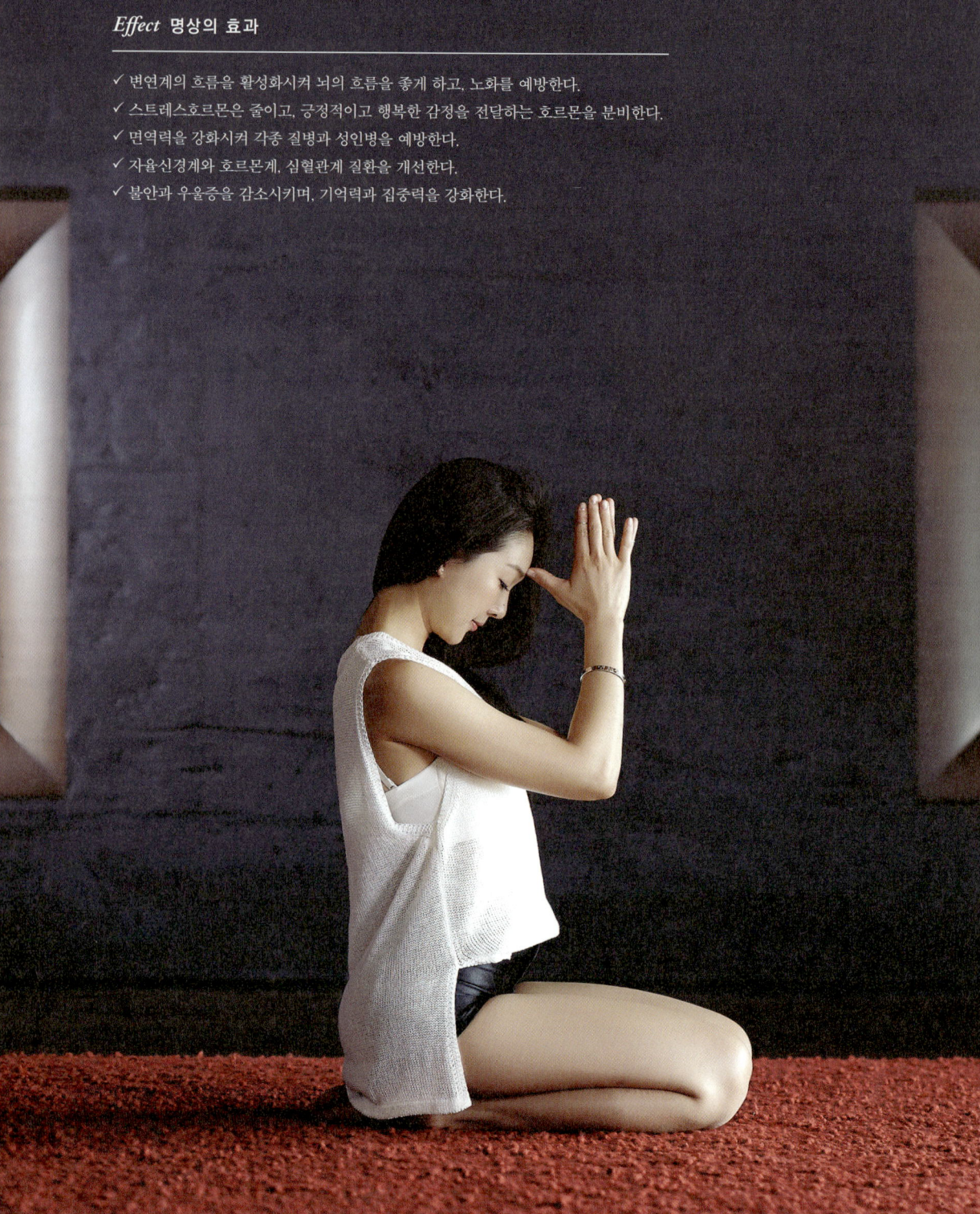

이런 이유로 나는 처음에 강의를 할 때는 명상이라는 단어를 언급하지 않는다. 누가 봐도 명상이지만 말이다. 대신 모두가 귀 기울일 수 있는 음악을 들으면서 자신의 익숙하지 않은 호흡을 관찰하게 함으로써, 스스로 내면과 교감할 수 있는 준비 시간을 가질 수 있도록 한다. 2~3분의 짧은 시간이지만 자연스럽게 명상을 경험하는 것이다.

아무리 명상 시간이 짧고 준비가 제대로 안 된 상태라 해도 명상은 스트레스 지수를 현저히 감소시키는 것으로 알려져 있다. 미국에서는 약 30년 전부터 스트레스와 암, 심혈관계 질환 등을 예방하고 이를 치료하기 위한 보완 치료 요법으로 명상을 활용하고 있다. 실제로 명상을 하면 시작과 동시에 일상생활을 할 때 나타나는 뇌파인 '베타파'의 주파수가 줄고, 잠을 자기 직전의 안정된 상태의 뇌파인 '알파파'의 주파수가 증가한다. 당연히 몸과 마음이 안정되고 차분해질 수밖에 없다.

어느 정도 명상에 익숙해지고 본격적으로 요가를 시작하면, 나는 매 순간을 명상이라고 강조한다. 호흡을 하면서 동작을 하고, 자극을 느끼며 집중하는 모든 것이 명상 그 자체라고 말이다. 명상은 내 몸과 마음을 관찰하고 이해하고 사랑할 수 있는 매우 좋은 방법이다. 틀에 박힌 룰대로 움직이는 것이 아니라 자연스러운 흐름에 따라 실행하다 보면 사람들은 점점 더 내면으로 빠져들게 된다. 부드러워지고 깊어진 호흡, 더욱 편안해진 동작, 자극을 즐길 수 있는 여유 등이 생기면서 자기 자신을 제외한 모든 잡념을 자연스럽게 내려놓게 된다. 오로지 자신만을 위한 유일한 시간이 되는 것이다. 이 모든 것을 즐기며 몰입할 수 있는 이보다 더 만족스러운 시간이 또 있을까.

더욱더 명상이 깊어지면 알파파와 함께 깊이 잠들어 있는 잠재의식이 깨어날 때 나오는 뇌파인 '세타파'의 주파수가 증가한다. 몸과 마음이 온전히 편안해지며, 긍정적인 영향을 온몸으로 받게 된다. 마지막 명상 시간에는 모든 사람이 평온한 에너지를 내뿜게 된다. 스스로의 내면과 진정으로 소통하는 순간이다. 자신이 내뿜은 긍정적인 에너지가 같은 공간 안에 있는 사람들끼리 서로 어우러지고 교감하면서 그 효과가 말할 수 없이 커지는 순간이기도 하다. 요가를 하면서 내가 정말 평화로움을 느끼는 순간이다.

답을 찾기 위해 다른 생각이나 기억을 가져오는 것은 아니다.
묻는다는 것 자체가 이미 질문과 동시에 나 스스로를 다독이고 안아주는 행위다.
이렇게 나에게 질문을 던지면 기분이 좋아지고,
다시 삶에 대한 열정이 솟아나기도 한다.

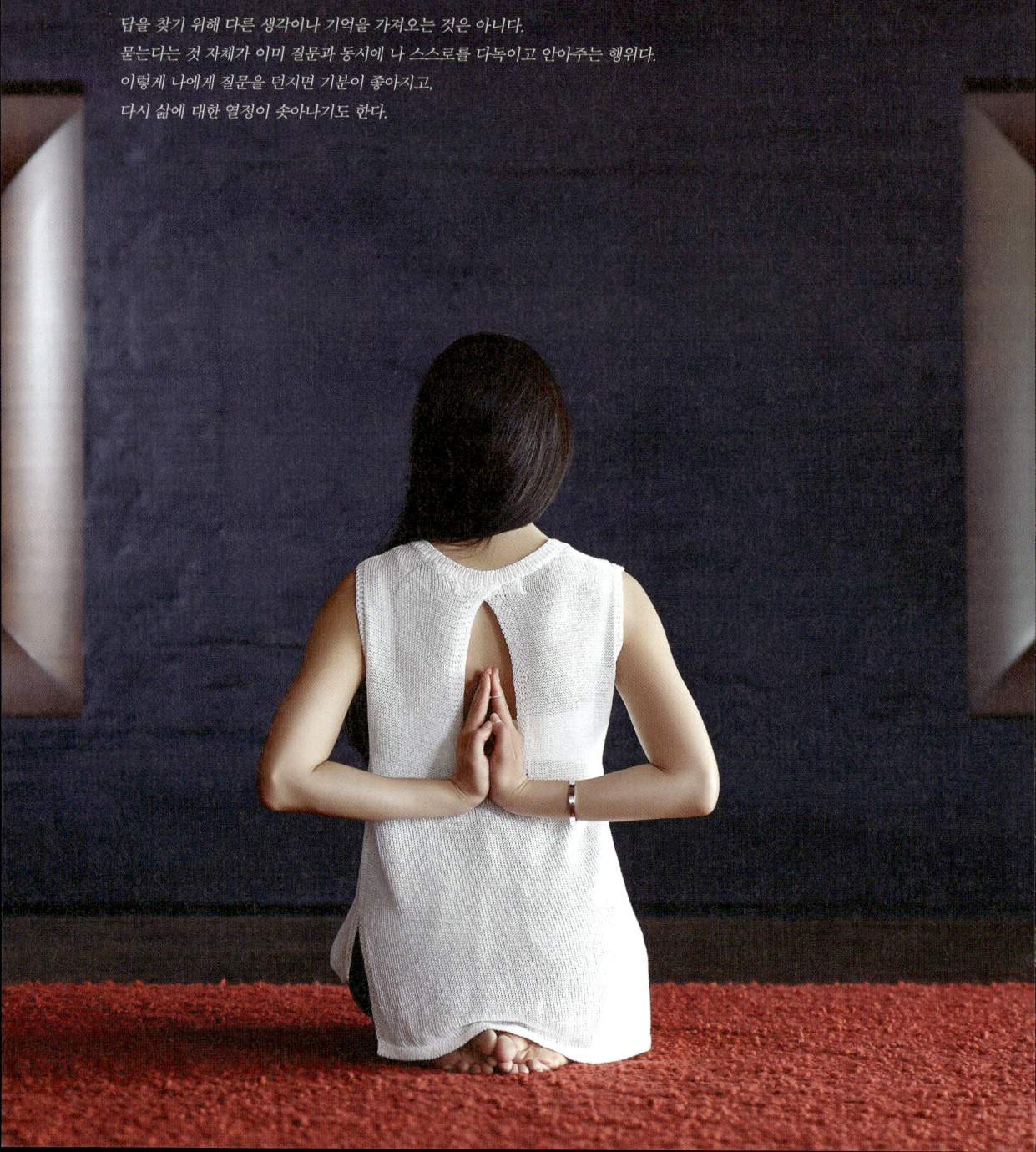

Tip 일상 속 쉬운 명상법

장소는 어디라도 상관없다. 잠시 머물 수만 있다면 서 있거나 앉아 있거나 누워 있어도 상관없다. 주변을 환기시키고 에센셜 오일을 발향하면 어지러운 에너지를 정리할 수 있다. 에센셜 오일이 없으면 그대로 진행해도 된다.

How to

1. 몸의 긴장을 풀고 천천히 심호흡을 한다. 자신이 좋아하는 음악을 들으면 더 효과적이다. 음악의 종류는 상관없다.

2. 눈을 감고 천천히 집중한다. 눈을 감은 채 아무 생각도 하지 않는다는 것이 결코 쉽지는 않다. 머릿속에 떠오르는 생각을 자연스럽게 흘려버리고, 음악에 집중하면서 부드럽게 호흡을 이어간다. 몸을 부드럽게 움직이면 호흡을 늘리고 집중하는 데 도움이 된다.

3. 점점 호흡의 깊이를 늘려가면서 여유가 있다면 음악에 맞춰 호흡을 시도해보자. 조금씩 명상하는 시간을 늘려간다.

4. 좋아하는 향의 핸드 로션이나 향수를 가볍게 바른다. 호흡을 조금 더 깊게 해본다. 에센셜 오일만큼의 효과는 아니지만 일시적으로 기분이 좋아질 수 있다.

5. 시간에 구애를 받지 않는다. 아주 짧게 여러 번을 해도 좋으며 적응이 되면 점점 늘려 20분까지 해도 좋다.

6. 천천히 눈을 떠보자. 어느새 눈과 머리가 맑아지고 자신을 향한 만족감과 행복감이 조금씩 생겨날 것이다. 이런 여유를 가지게 되었다는 점에 감사하자.

Lesson 3

몸의 모든 곳을 자극하는 순환 운동
동작(아사나)

요가에서는 동작을 '아사나^{Asana}'라고 표현한다. 요가의 수행 8단계 중 3단계에 속하는 것으로 동작의 실질적인 중요성은 신체 훈련을 통해 마음을 수련하는 데 있다. 동작을 통해 비뚤어진 몸을 바로잡고 건강해짐으로써 자연스럽게 마음의 건강까지 얻을 수 있다.

요가 동작은 몸을 다양한 방향으로 움직이도록 구성되어 있어 자연스럽게 전신을 자극하고 이완한다. 전굴 자세(앞으로 숙이는 자세), 후굴 자세(뒤로 젖히는 자세), 측면 자세(옆으로 기울이는 자세), 비틀기 자세(척추를 회전시키는 자세), 균형 잡기 자세 등 몸을 여러 방향으로 움직임으로써 신체의 모든 근육과 신경, 분비선을 자극하고 건강하게 한다. 자연히 각종 질병에 대한 면역력이 강해진다.

요가는 유연성과 근력을 기르는 데도 좋다. 유연성을 키우면 예기치 못한 부상을 예방하고, 관절과 인대가 부드러워지며, 통증이 감소된다. 근력 운동은 몸을 정확하게 지탱하고 잡아줌으로써 더 강하고 탄력 있는 몸으로 만들어준다.

요가가 다른 운동과 가장 다른 점은 머리끝과 발끝을 완전히 뒤집는 동작이 꽤 많다는 것이다. 내가 요가를 좋아하고 사람들에게 적극 추천하는 이유이기도 하다. 중력에 의해 어쩔 수 없이 겪는 척추 관련 질환, 장기와 피부 처짐 등의 노화를 예방하는 데 이만한 운동도 없다. 몸의 방향을 규칙적으로 뒤집어주는 것만으로도 척추 관련 질환을 예방하고, 장기를 제자리로 되돌린다. 또한 피부 처짐을 방지하고 혈액순환을 좋게 하는 효과가 있다. 그 외에도 요가는 민첩성, 균형감각, 통제력, 인내심 등을 기르는 데 도움이 된다.

효과를 극대화하기 위해서는 동작을 정확히 실행하는 것이 중요하다. 그러기 위해서는 자세와 자극에 집중하며 호흡해야 한다. 이때 호흡을 통해 드나드는 몸의 에너지가 빠져나가지 않도록 하는 몸의 에너지 잠금법을 '반다^{Bandha}'라고 한다. 이로 인해 흔히 말하는 스트레칭과 다른 개념이 된다고 할 수 있다.

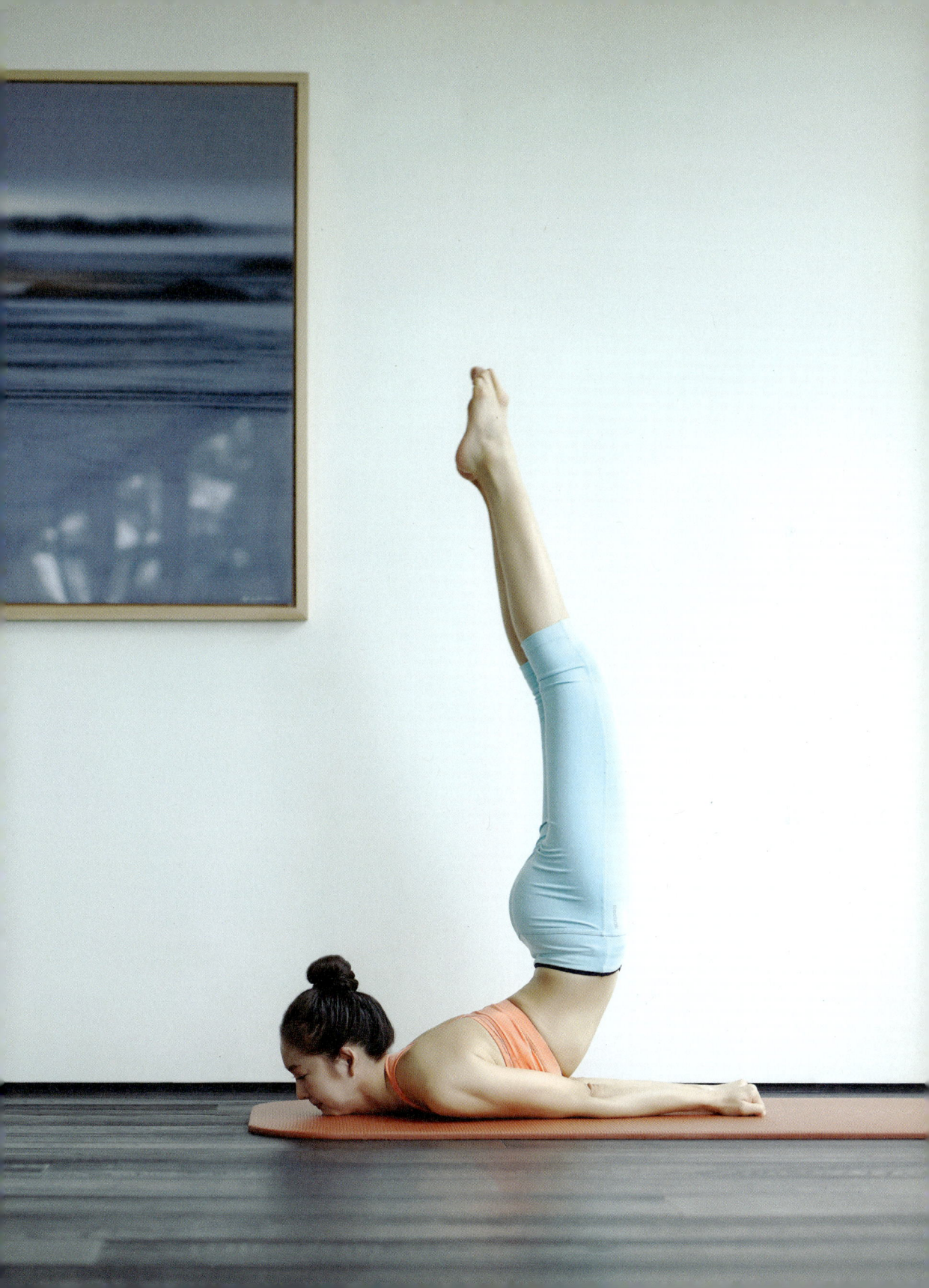

Tip 에너지 잠금법, 반다

반다는 산스크리트어로 잠그거나 붙드는 것을 뜻하며 신체의 한 부분을 수축하고 조절한다는 의미가 있다. 반다는 몸의 에너지 흐름을 원활하게 하고, 분산을 막아주는 역할을 한다. 요가에서 중요한 3가지 반다법을 소개한다.

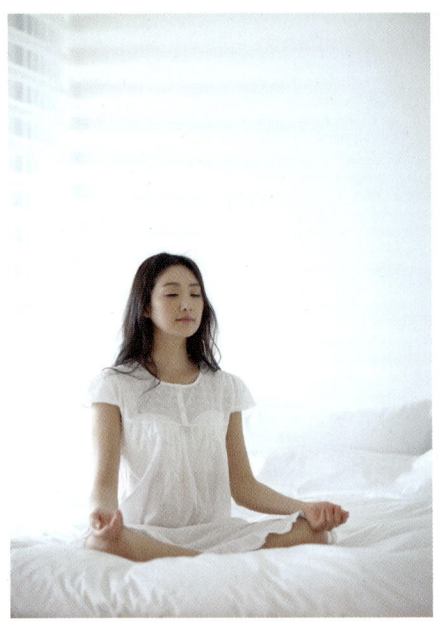

잘란다라 반다 Jalandhara Bandha

'잘란다라'는 '그물, 거미집, 망사'를 뜻한다. 턱을 끌어당겨 목구멍을 잠그는 방법인데, 목과 목구멍이 수축되기 때문에 자세에 따라 호흡을 잘 조절해야 한다. 잘란다라 반다는 특히 사람바 사르반가아사나(어깨로 물구나무 서기)에서 정확하게 실행하고 경험할 수 있다. 머리로 흐르는 혈액과 에너지를 조절해 뇌를 활성화하고, 심장으로 흐르는 혈액을 원활하게 해준다.

우디야나 반다 Uddiyana Bandha

'우디야나'는 '위로 날아오른다'는 뜻이며 복부를 잠그는 것이다. 꼬리뼈를 바닥으로 지그시 누르면서 하복부를 당기고 수축해 복부를 잠근다. 복부를 강화시키고 척추로 흐르는 신경과 에너지의 흐름을 원활하게 해준다. 전통적으로는 횡격막을 흉부까지 들어올리고, 복부 기관을 척추 쪽으로 끌어당기는 방법을 사용한다.

물라 반다 Mula Bandha

'물라'는 '뿌리, 근본'을 뜻하며 회음부를 잠그는 것을 말한다. 가장 기본적인 에너지를 보유하고 있는 곳으로 상징적인 의미가 크다. 물라 반다를 행하면, 위에서 아래로 내려오는 에너지가 이곳에서 합쳐져 다시 위로 흐르는 효과가 있다. 괄약근을 수축하는 방법을 통해 꾸준히 실행해야 숙련될 수 있다.

Point 반다법은 요가 고급 수련자에게도 쉽지 않은 과제로 초보자는 당연히 어려울 수밖에 없다. 처음부터 시도하기보다 먼저 호흡과 동작이 익숙해지도록 연습한 다음 조금씩 천천히 실행해본다.

Lesson 4

지친 몸과 마음에 주는 한 방울의 힘
아로마 오일

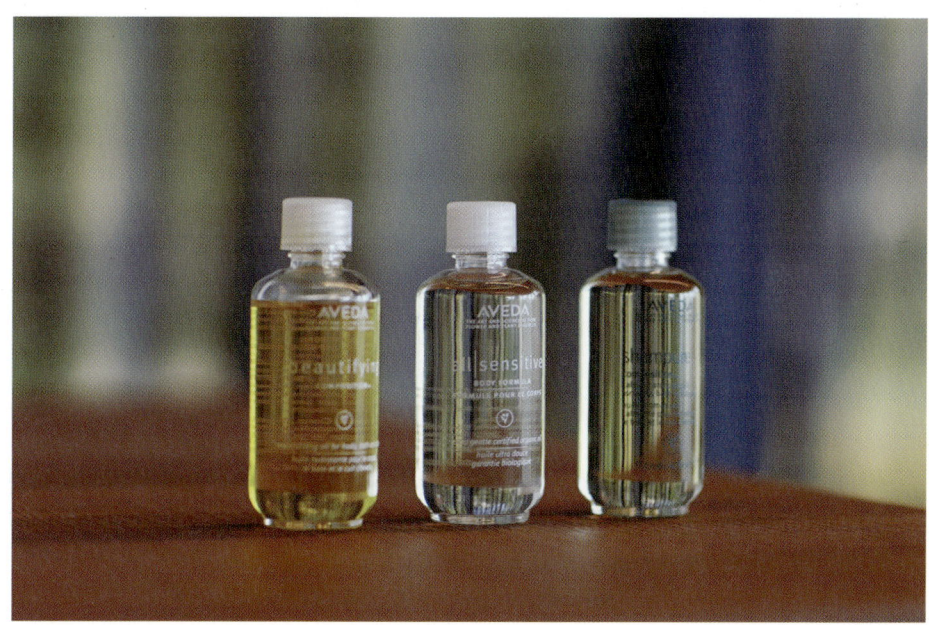

식물성 오일(베이스 오일 = 캐리어 오일)

아로마 오일은 크게 식물성 오일과 에센셜 오일로 나뉜다. 식물성 오일은 가장 기본이 되는 오일로 베이스 오일이라 불린다. 에센셜 오일을 몸에 잘 전달하고 흡수시키는 역할을 해서 캐리어 오일Carrier Oil로 불리기도 한다. 베이스 오일이 되는 식물성 오일은 대부분 식물의 씨앗에서 추출하며 화학적인 반응을 거치지 않는 압착법을 사용하므로 자연 상태와 거의 같다고 생각하면 된다. 씨앗과 견과류 등에서 추출하는 만큼 많은 영양소를 함유하고 있으며, 블렌딩에서 중요한 역할을 한다. 우리가 주로 많이 사용하는 식물성 오일은 다음과 같다.

호호바 오일 JoJoba Oil

작은 키의 다년생 관목으로 씨앗의 50%를 오일로 추출한다. 인간의 피지 구조와 비슷하다는 특징이 있다. 호호바 오일은 황금빛을 띠며 모든 유형의 피부에 적합하고 보습 효과가 뛰어나다. 피부를 부드럽게 해주며, 특히 두피에 사용할 경우 피지 조절 기능이 있어 모발 관리에 도움이 된다. 호호바 오일은 주로 왁스의 형태를 띠며, 보존성이 높고 안전하다.

Effect 모든 피부에 적합하다. 피부를 매끄럽게 해주고 피지 조절, 모발 관리에도 효과가 있다.

선플라워 시드 오일 SunFlower Seed Oil

해바라기씨는 비타민A·D·E와 무기물을 풍부하게 함유하고 있다. 홍화(잇꽃)씨 오일과 비슷한 특징이 있으며, 질감이 가볍고 가격도 저렴해 마사지 오일로 많이 사용한다. 비교적 무난해서 다른 베이스 오일과 블렌딩하기에도 좋다.

Effect 모든 피부에 적합하다. 피부를 부드럽게 만들고 비타민과 무기질이 풍부하다.

애프리코트 케널 오일 Apricot Kernel Oil

살구씨는 우리나라에서도 오래전부터 피부 미용을 위해 오일, 비누, 가루 형태로 많이 사용되고 있다. 씨앗의 40~50% 정도가 오일로 추출되며 옅은 노란색을 띤다. 스위트 아몬드 오일과 비슷한 특성을 지니는데, 가격이 저렴하면서 모든 피부 타입에 사용할 수 있는 무난한 오일이다. 미네랄과 비타민이 풍부하고 질감이 가벼워 얼굴과 몸에 사용하기에 적합하다.

Effect 건성, 민감성, 노화 피부에 적합하다. 비타민과 미네랄이 풍부하다.

+ Recommend

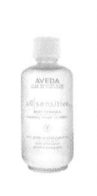

아베다 올 센서티브 바디 포뮬라

유기농 선플라워 시드 오일을 비롯해 잇꽃 씨, 달맞이꽃, 콩 오일 등이 들어 있다.
기초 스킨케어를 한 얼굴에 오일을 지그시 눌러 바르거나 샤워 후 물기를 가볍게 닦아내고 몸에 바르면 좋다. 면봉을 이용해 두피에 바르고 스팀타월이나 마사지를 한 다음 샴푸하면 두피 스케일링과 진정 효과도 있다.

그레이프 시드 오일 Grape Seed Oil

포도주를 생산하고 남은 포도씨를 냉압법으로 추출한 오일로 많은 영양분을 함유하고 있다. 모든 피부에 적합하고 질감이 좋으며 피부에 잘 스며든다. 특히 기름기가 많이 남지 않아 지성과 여드름 피부에 좋다. 포도씨 오일은 항산화 작용이 뛰어나 노화 피부, 스트레스로 인해 칙칙하고 피곤해 보이는 피부에 효과적이다. 필수지방산인 리놀레산 Linoleic Acid을 많이 함유하고 있다.

Effect 지성과 여드름 피부에 적합하다. 피부 노화를 방지하고 피부 톤을 정화한다.

로즈힙 오일 Rosehip Oil

들장미 씨앗에서 추출한 식물성 오일로 압착법, 솔벤트 Solvent, CO_2 등의 추출법을 사용한다. 가격이 비싼 편이라 다른 오일과 섞어 사용하는 것이 좋으며, 배합하는 비율은 10~20%가 적당하다. 로즈힙 오일의 가장 큰 특징은 필수지방산인 리놀레산이 다량 함유되어 있다는 점이다. 피부 세포 재생에 좋으며, 천연 보습제 역할을 한다. 비타민 A·D·C·E를 다량 함유하고 있어 튼 살과 화상에도 효과가 있다. 임상 실험을 통해 주름과 흉터 감소, 노화 예방 등에도 효과가 있는 것으로 알려져 있다.

Effect 피부 세포 재생과 피부 보습에 좋다. 주름과 흉터를 제거하고 튼 살과 노화 피부를 개선한다.

이브닝 프림로즈 오일 Evening Primrose Oil

달맞이꽃 오일로 불포화지방산인 리놀레산이 풍부하고 감마리놀렌산(GLA Gamma Linoleic Acid)이 15% 정도 들어 있다. 가격이 비싼 편이라 다른 오일과 섞어 사용해도 좋으며, 단독으로 사용해도 무방하다. 특히 아토피, 건선, 습진 피부에 좋으며 노화, 여드름, 염증 피부에 효과적이다. 생리전증후군, 관절염, 고혈압, 콜레스테롤 감소에 대한 효과가 입증되어 캡슐 타입의 건강기능식품으로도 많이 이용된다.

Warning 이브닝 프림로즈 오일은 잘 산화된다는 특징이 있다. 일반적으로 6개월 정도 사용이 가능하지만 빛과 열에 민감하기 때문에 냉장 보관한다. 좀 더 보존 기간을 늘리려면 비타민E를 첨가하면 된다.

Effect 습진, 건선, 아토피, 염증, 여드름 피부를 개선한다.

에센셜 오일

광합성으로 태양 에너지를 흡수하는 식물은 필요한 영양분을 직접 만들어 사용한다. 생존을 위해 만들어진 필수 영양분은 꽃, 잎, 줄기, 뿌리, 열매, 씨앗, 껍질 등에 고루 분포되는데 이를 다양한 추출법으로 얻은 물질을 에센셜 오일이라고 한다. 에센셜 오일은 분자 크기가 작아 쉽게 휘발되는 특성이 있다. 이는 우리가 향을 잘 느낄 수 있는 이유인 동시에 향기 치료가 가능한 특성이기도 하다. 다양한 약리적인 특성을 가진 식물에서 채취한 에센셜 오일은 향기뿐 아니라 수많은 직간접적인 효과와 효능을 가지고 있다.

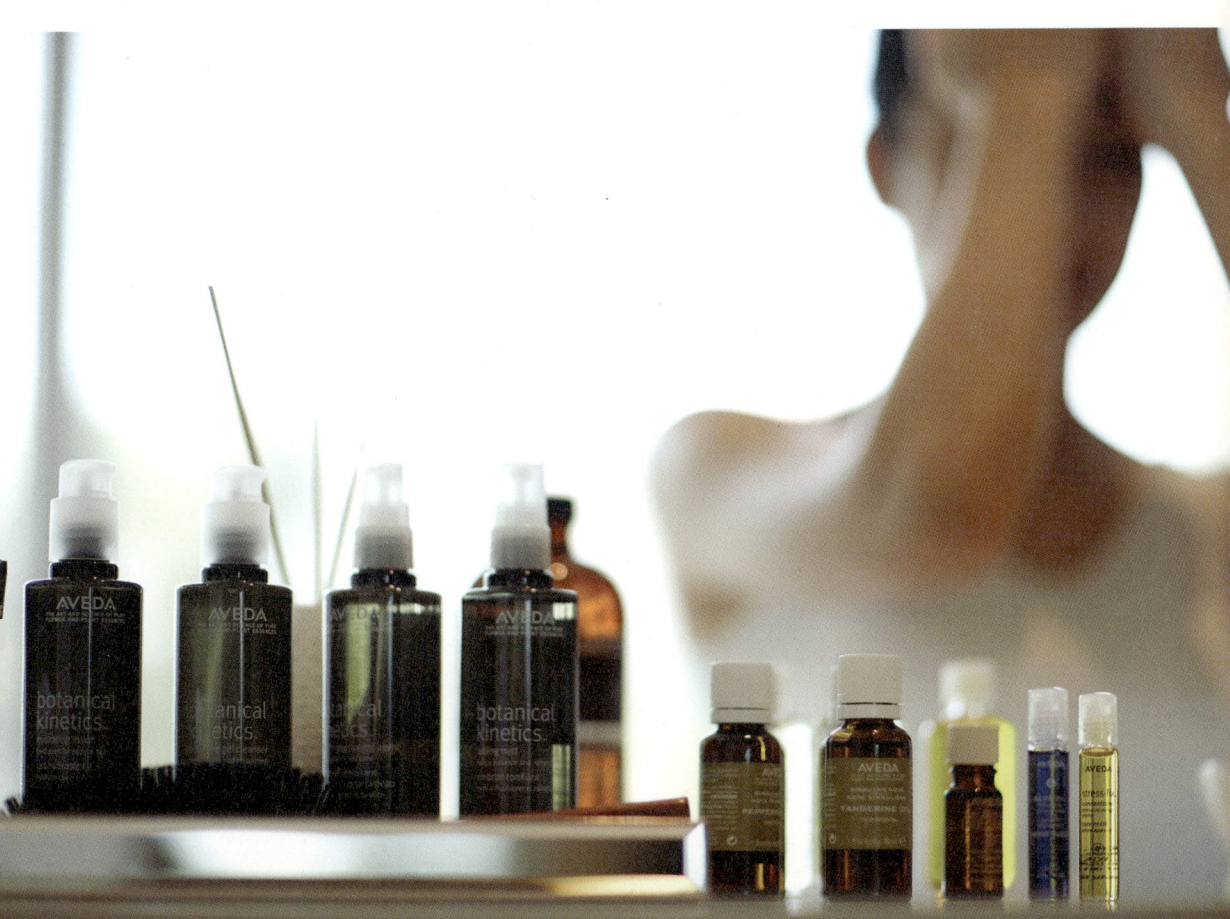

Tip 오일을 희석하는 방법

에센셜 오일을 희석하지 않은 상태로 피부에 바르면 자극을 일으키기 쉽다. 따라서 반드시 식물성 오일을 섞어 사용해야 한다. 에센셜 오일의 일반적인 권장량은 성인 기준으로 얼굴 사용 시 1%, 두피 사용 시 2%, 몸에 사용 시 3%이다. 에센셜 오일은 식물에서 추출한 고농축의 호르몬과 같으므로 소량만 사용하는 것을 원칙으로 한다. 단 몇 방울만 사용해도 충분한 효과를 낼 수 있으니 용량을 초과해 사용하지 않는다.

How to

1. 식물성 오일 고르기

   오일이 피부에 잘 흡수되어 효과를 보기 위해서는 자신의 피부 타입에 맞는 오일을 선택하는 것이 중요하다. 각 증상별 테라피 레시피에 나와 있는 식물성 오일의 종류와 정보를 참고하자. 레시피에 나와 있는 대로 똑같이 하지 않아도 된다. 개인의 취향에 따라 오일의 종류를 한 가지나 두 가지 이상 선택해서 블렌딩해도 상관없다.

2. 에센셜 오일 고르기

   에센셜 오일은 그 종류만 해도 수십 가지나 된다. 그중 이 책에 소개한 에센셜 오일은 일반적으로 사용하는 안전성이 입증된 것들이지만, 오일의 특성에 따라 주의 사항이 있으니 참고하자. 피부에 바르는 용도가 아니라 발향이나 흡입의 용도로 소개한 오일도 있다.

3. 희석하기

식물성 오일	희석률	에센셜 오일
10㎖	1%	2방울
30㎖	1%	6방울
10㎖	2%	4방울
30㎖	2%	12방울 (아베다 싱귤러 노트 18방울)

이 표를 기준으로 희석한다. 이 책에서는 안전을 위해 기준보다 조금 더 낮게 희석한 오일도 있다. 희석할 때 에센셜 오일이 피부에 직접 닿지 않도록 주의한다.

Warning · 피부에 직접 닿지 않도록 하며 절대 복용하지 않는다 · 기준 사용량을 초과하지 않으며 같은 오일을 너무 오랜 기간 사용하지 않는다 · 어린이, 노약자, 민감성 피부는 0.5~1% 이하로 희석하며, 식물성 오일만 사용해도 좋다 · 자극 증상이 일어날 경우, 그 부위에 식물성 오일을 바른다 · 에센셜 오일은 건조하고 서늘하며 어두운 곳에 보관해야 열과 빛으로부터 보호할 수 있다. 플라스틱 병보다는 갈색 유리병에 보관하는 것이 좋다 · 어린이의 손이 닿지 않도록 주의한다 · 에센셜 오일의 사용 기한은 잘 보관했을 경우 4년 정도며, 감귤과 오일은 2년 미만이다

Recommend

아베다 에센셜 오일 (싱귤러 노트)

로즈 앱솔루트
불가리아 유기농 아로마로 만든 오일로 깊고 풍부한 장미 향이 난다. 민감하고 건조한 피부에 좋으며 붉은 기를 제거한다. 욕조에 물을 받아 떨어뜨려 사용하거나 향수 대용으로 사용해도 좋다.

라벤더
마음을 진정시키고 숙면을 도와준다. 뾰루지가 났거나 벌레에 물렸을 때 바르면 피부가 진정되는 효과가 있다.

베르가못
희석해 사용하면 피부 가려움을 진정시키는 효과가 있다. 여드름과 지성, 뾰루지 피부에 좋으며 비타민C가 풍부해 잡티 완화에도 효과적이다.

티트리
지성과 뾰루지, 여드름 피부를 정화시킨다. 두피 건조에서 비롯된 비듬 관리에도 효과적이다.

탠저린
상큼한 시트러스 향으로 비타민C가 풍부하게 들어 있어 여드름 자국의 재생 및 잡티 완화에 도움을 준다. 우울할 때 사용해도 좋다.

페퍼민트
중성과 건성 피부에 적합하며 두통, 목감기, 근육통, 치통 등에 효과적이다. 피부를 정화시키고 활력을 주는 작용을 한다. 숙취 시 욕조의 물에 넣어 입욕하면 정신을 맑게 해준다.

유칼립투스
근육의 긴장을 풀어주고 쿨링 효과가 있어 근육통을 완화하는 마사지에 많이 사용된다. 지성 피부와 여드름, 뾰루지 피부에도 좋다.

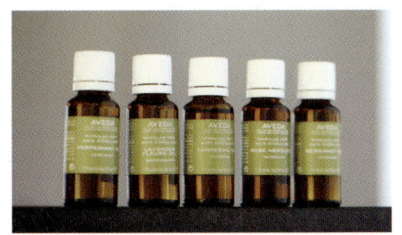

How to

아베다 에센셜 오일은 희석이 되어 있어 별도로 희석할 필요가 없다. 소량을 얼굴이나 몸에 바르거나 입욕 시 20~25방울을 떨어뜨려 사용한다. 베개나 이불에 한두 방울 떨어뜨리면 숙면에 도움이 되고, 스팀타월에 오일을 한두 방울 떨어뜨려 흡입하거나 몸을 닦아내면 리프레시된다. 다른 제품과 블렌딩해서 사용해도 좋으며 여름에는 땀냄새 등 다양한 체취 예방에 좋다.

Lesson 5

요가 전 몸과 마음을 열어주는 온기
허브티

다양한 향과 약리 효과가 있는 허브는 많은 용도로 사용되고 있다. 음식에 넣어 맛과 향을 내고, 차로 마시기도 하고, 에센셜 오일로도 활용된다. 얼굴과 보디 제품, 향수의 원료, 입욕제 등 뷰티 산업에서 허브의 존재는 매우 중요하다.

그 종류만 해도 수백여 가지에 달하는 허브는 특유의 향과 함께 다양한 약리 작용을 한다. 건강을 위해 가장 쉽게 허브를 이용할 수 있는 방법은 차로 우려 마시는 것이다. 시중에 제품으로 나와있는 허브티를 마시는 것은 쉽지만, 허브티를 만들기 위해서는 허브 채취부터 발효까지 복잡한 과정을 거쳐야 한다. 가장 간단하면서도 효과적으로 허브의 약리적 효과를 얻을 수 있는 허브티. 허브의 다양한 성분을 손쉽게 섭취하고 특유의 향으로 심신이 편안해지는 즐거움도 누릴 수 있다.

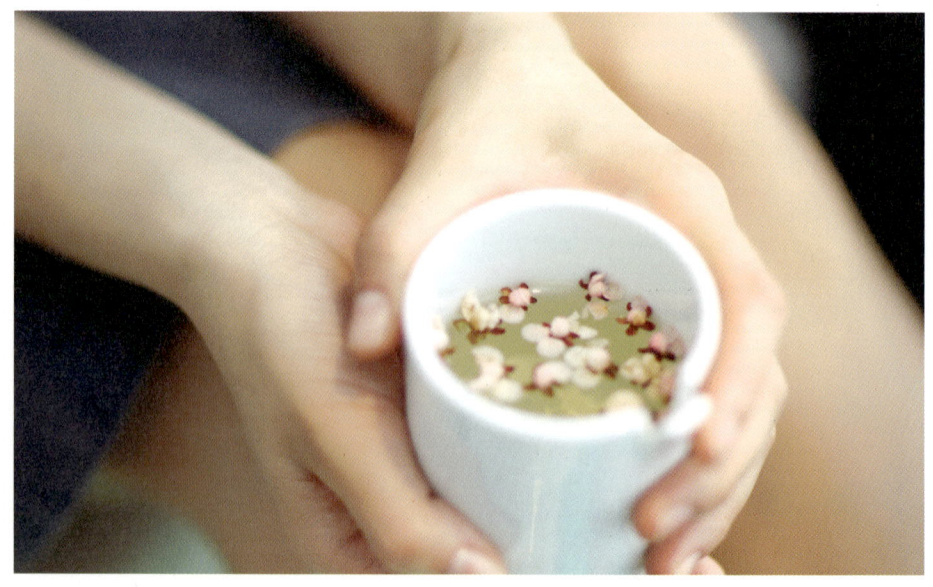

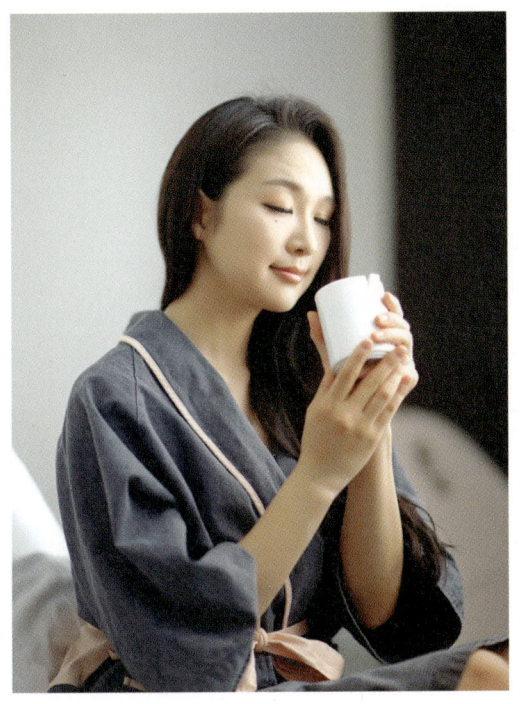

    한 가지 재미있는 사실은 아로마 테라피에 사용되는 허브는 같은 허브라 해도 티로 마실 때와 오일로 사용했을 때의 효능이 비슷한듯 다르다는 것이다. 예를 들어 저먼 캐모마일을 차로 마실 때는 수용성 성분을 섭취하게 되어서 불면증, 긴장, 소화계 등에 효과적이다. 하지만 에센셜 오일로 추출된 저먼 캐모마일은 지용성 형태로 몸에 적용되고 여기에 함유된 카마줄렌Chamazulene 성분이 항염 작용을 하게 된다. 이는 추출법이 다르기 때문인데, 저먼 캐모마일의 카마줄렌 성분은 물에는 녹지 않는 특성이 있다. 허브티와 아로마 테라피는 이처럼 비슷하면서 다른 효능이 있어 함께 사용하면 다양한 시너지 효과를 불러올 수 있다.

    이 책에서는 30여 종의 허브티를 소개한다. 요가 동작을 실행하기 전 허브티를 마시면서 향을 천천히 음미하고 몸으로 받아들여 보자. 몸과 마음을 긍정적으로 열고 이완시켜 동작을 편안히 시작할 수 있도록 도와준다.

Lesson 6

규칙적인 생체리듬을 만드는 명상 메이트
음악

　미국과 영국의 음악치료사들은 음악을 들으면 누군가 자신에게 말을 걸고 자신을 이해해준다고 느끼며 가장 내적인 감정을 자유롭게 표현할 수 있다고 말한다. 음악은 우리 몸을 자극해 정신과 감정의 흐름에 긍정적인 영향을 준다는 면에서 명상이 주는 효과와 비슷하다. 그래서 이 두 가지를 함께하면 더 큰 시너지 효과가 난다.

　명상을 할 때 음악을 트는 것은 주변을 환기시키고 정화시킨다는 의미가 있다. 현대인들의 불규칙한 생체리듬과 템포를 규칙적이고 느리게 만들어 마음을 편안하게 해주는 역할을 한다. 가끔 매트가 아닌 의자에서 명상과 가벼운 움직임으로 구성된 강의를 할 때가 있다. 그럴 경우 매트에서 하는 명상과는 또 다르기 때문에 음악 선곡에 좀 더 신중해진다. 주로 클래식을 선호하는데, 선율이 부드럽고 느린 음악은 부교감신경을 자극하고 긴장을 이완시켜 호흡을 자연스럽게 하는 효과가 있기 때문이다.

　요가 음악은 자신의 몸 상태나 상황에 맞게 선택하면 된다. 하지만 지금 가장 듣고 싶은 음악은 감정에 따라 변하므로 지금 듣고 싶은 음악으로 선정하면 된다. 평소 즐겨 듣거나 좋은 기억을 떠올리게 하는 곡도 좋다. 좋아하는 음악은 나의 몸과 마음에 딱 맞는 진통제와 같다.

　나는 스트레스를 받으면 처음에는 정신없고 시끄러운 음악을 듣고, 그 다음에 조용한 클래식이나 부드러운 선율의 재즈곡을 듣는다. 강한 음악으로 현재 나의 감정을 표출하고 나서 부드러운 음악을 듣게 되면 위로 받는 느낌이 들기 때문이다. 옆 페이지에 내가 요가를 할 때 선호하는 음악을 추천하지만, 어디까지나 참고만 하길 바란다. 자신이 좋아하고 행복하다고 느끼는 음악이 베스트 선곡이라는 것을 기억하자.

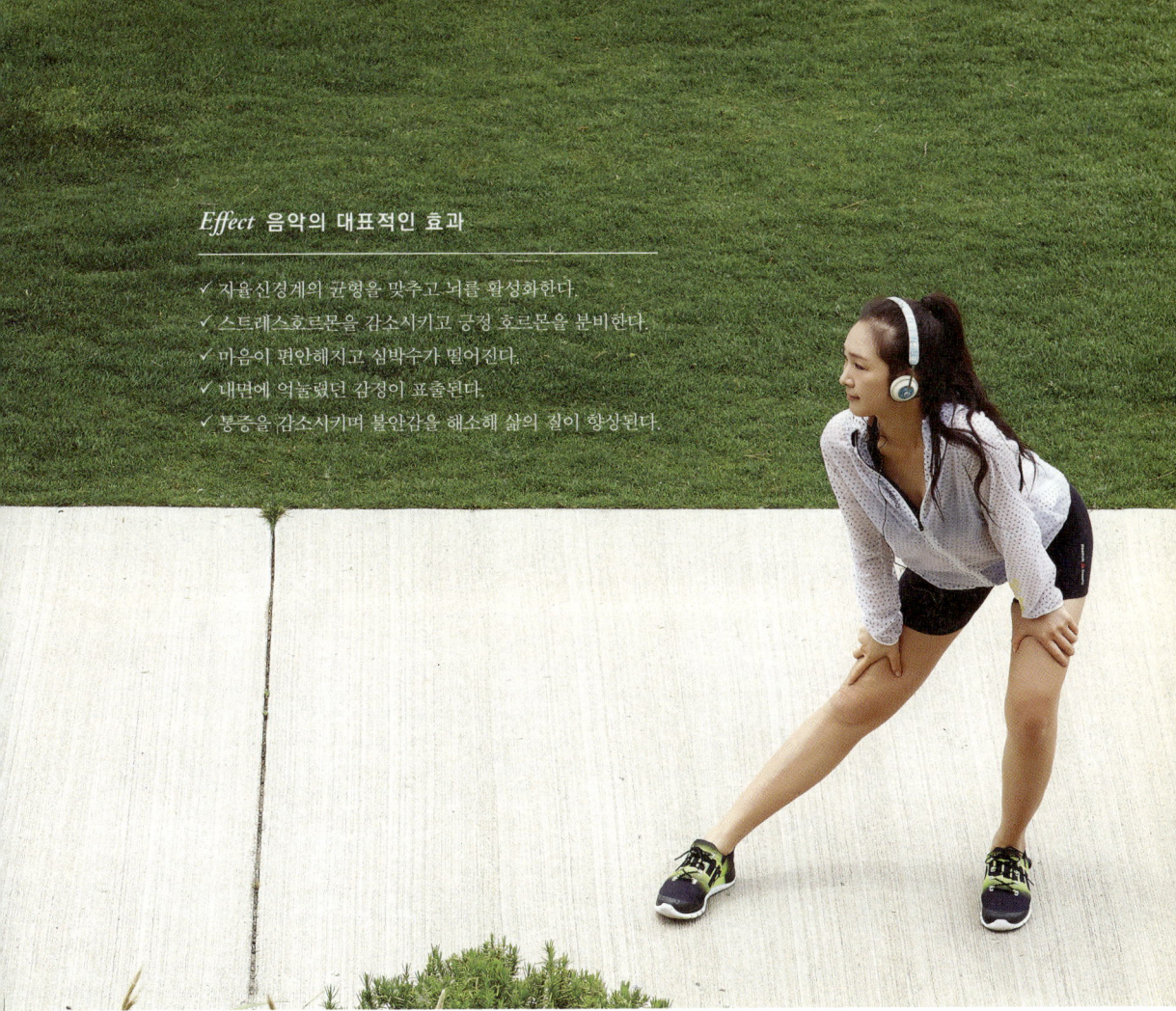

Effect 음악의 대표적인 효과

- 자율신경계의 균형을 맞추고 뇌를 활성화한다.
- 스트레스호르몬을 감소시키고 긍정 호르몬을 분비한다.
- 마음이 편안해지고 심박수가 떨어진다.
- 내면에 억눌렸던 감정이 표출된다.
- 통증을 감소시키며 불안감을 해소해 삶의 질이 향상된다.

Tip. *Da Eun's Yoga Music*

첫날처럼 Comme au Premier Jour - 앙드레 가농 Andre Gagnon
보칼리제 Vocalise - 세르게이 라흐마니노프 Sergei Rachmaninov
레인보우 브리지 Rainbow Bridge - 스티브 바라캇 Steve Barakatt
우아한 소녀의 춤 Danza de la Moza Donosa - 알베르토 히나스테라 Alberto Ginastera
짐노페디 Gymnopedie - 에릭 사티 Erik Satie
베네치아의 뱃노래 Venetianisches Gondellied - 펠릭스 멘델스존 Felix Mendelssohn
트로이메라이 Traumerei - 로베르트 알렉산더 슈만 Robert Alexander Schumann

Lesson 7

우리 몸에 존재하는 일곱 개의 에너지
차크라

인간의 몸은 밖으로 보이는 구조 말고도 보이지 않는 미세한 에너지의 흐름으로 구성된 에너지체Energy Body를 가지고 있다. 이 에너지체가 지나는 특정한 일곱 개의 교차점을 차크라Chakra라고 한다. 차크라는 '바퀴', '원형'을 뜻하는데 실제 기의 흐름을 보면 특정 부위에서 바퀴처럼 흐르는 형태를 띤다. 일곱 개의 차크라는 각기 다른 특성과 기능을 가지고 있으며 이들이 잘 조화를 이뤄야만 에너지가 균형을 이룬다.

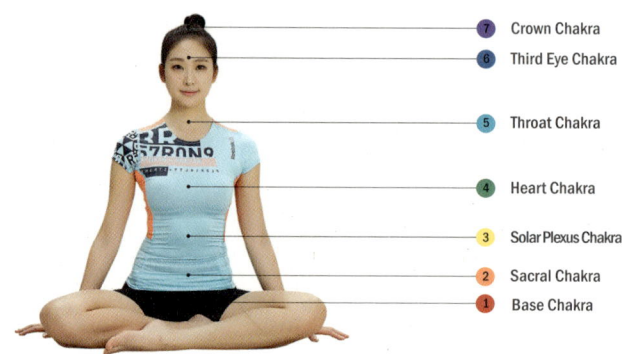

① 베이스 차크라 Base Chakra / Red

물라다라 차크라Muladhara Chakra라고도 한다. '뿌리', '지지'를 뜻하는데 가장 기본적이고, 원초적인 에너지를 다루는 곳으로 붉은색으로 표현된다. 항문과 생식기 사이에 위치하며 삶의 열정과 힘을 낼 수 있는 근원으로, 흔들리지 않고 중심을 잡아 지탱할 수 있도록 도와준다. 물라다라 차크라가 조화롭지 못하면 목표를 달성하기 어렵고, 마음이 쉽게 흔들리고, 우유부단하며 무기력해질 수 있다.

에센셜 오일 미르, 파촐리, 베티버, 프랑킨센스

② 새크럴 차크라 Sacral Chakra / Orange

스바디스타나 차크라Svadhisthana Chakra라고도 하며 '달콤함'을 뜻한다. 성적인 에너지와 창조 에너지를 다루는 곳으로 오렌지로 표현된다. 배꼽과 생식기 사이에 위치하며 생식기관과 기능, 새로운 생명이 창조되기 위한 남녀의 성적 충동, 사랑을 위한 에너지를 보유하는 곳이다. 스바디스타나 차크라가 조화롭지 못하면 왜곡된 성적 충동이 일어나고, 감정적으로 불안함을 느낀다. 또한 불감증이나 생식기와 관련해 이상 반응이 올 수도 있다.

에센셜 오일 재스민, 로즈, 샌들우드, 오렌지, 제라늄

3 솔라 플렉서스 차크라 Solar Plexus Chakra / Yellow

마니푸라 차크라 Manipura Chakra. '윤기 나는 보석'을 뜻하며 소화와 정화와 관련한 주요 기관에 에너지를 전달하는 역할을 한다. 배꼽과 흉골 사이에 위치하는데 마니푸라 차크라의 중요한 역할은 보다 낮은 차크라들의 깊은 욕망, 감정을 잘 소화하고 정화시켜 보다 높은 차크라들에 잘 연결되도록 하는 것이다. 마니푸라 차크라가 조화롭지 못하면 낮은 자아 존중감을 보이고, 공격성과 과민 반응을 나타내며 위궤양이나 피로감, 복부 비만, 췌장 이상 반응이 올 수 있다.

에센셜 오일 주니퍼베리, 베티버, 라벤더, 레몬, 퍼

4 하트 차크라 Heart Chakra / Green

아나하타 차크라 Anahata Chakra. '두 개의 사물이 부딪히지 않고 나는 소리'를 뜻하는데 사랑과 용서, 배려에 관여하며 초록색으로 표현된다. 가슴 중앙에 위치하며 아나하타 차크라는 보다 낮은 세 개의 육체, 감정과 관련한 차크라들과 보다 높은 세 개의 정신, 영적인 차크라들을 연결하는 역할을 한다. 아나하타 차크라가 조화롭지 못하면 우울함, 외로움, 두려움을 잘 느끼고 상처를 잘 받는다. 육체적으로는 호흡이 얕아지고 고혈압이나 심장 질환이 올 수 있다.

에센셜 오일 로즈, 베르가못, 일랑일랑, 네롤리, 만다린, 샌들우드

5 스롯 차크라 Throat Chakra / Blue

비슈다 차크라 Vishuddha Chakra. '정화'를 뜻하며 인간의 표현, 대화, 목소리를 통한 창조 에너지에 관여하며 파란색으로 표현된다. 목구멍 앞쪽에 위치하며 감정을 비롯한 모든 것의 정화가 일어나는 곳이다. 의사소통과 연결되어 모든 차크라를 외부 세계와 원활하게 소통하도록 해준다. 비슈다 차크라가 조화롭지 못하면 자신의 생각, 감정, 욕구를 자유롭게 표현하지 못한다. 육체적으로는 인후염이나 목의 통증, 갑상샘과 관련한 이상 증상이 생길 수 있다.

에센셜 오일 저먼 캐모마일, 로먼 캐모마일, 자몽, 로즈마리

6 서드 아이 차크라 Third Eye Chakra / Indigo

아즈나 차크라 Ajna Chakra로 불린다. '알아차리기', '알다'를 뜻하며 '깨달음'의 의미를 가지고 있다. '세 번째 눈'인 양 미간 사이에 위치해 모든 것을 보고 이해하는 에너지를 불어넣는다. 진실을 볼 수 있는 내적인 통찰력을 길러준다. 아즈나 차크라가 조화롭지 못하면 두통과 시력 장애를 겪고, 악몽이나 환각에 시달릴 수 있다.

에센셜 오일 주니퍼베리, 에버래스팅, 로즈마리, 타임, 바질, 제라늄, 오렌지

7 크라운 차크라 Crown Chakra / Purple

사하스라라 차크라 Sahasrara Chakra로 불린다. '천 배'를 뜻하며 자아 실현, 소망 달성과 연결된다. 머리끝 정수리 백회에 위치해 모든 차크라 중에서 가장 높은 곳에 위치한다. 사하스라라 차크라는 우리의 신체, 마음, 영혼의 균형이 생겨나야만 완성될 수 있는데, 이는 자기 존재에 대한 의미와 삶의 궁극적인 목적을 깨닫도록 해준다. 사하스라라 차크라가 조화롭지 못하면 심신의 기능이 분리되고 우울함과 만성피로가 생기며 알츠하이머를 앓기도 한다.

에센셜 오일 라벤더, 프랑킨센스, 로즈우드, 샌들우드, 미르

+ Recommend

아베다 챠크라 밸런싱 바디 미스트

아유르베다 차크라 밸런싱 전통에 기초하여 만들어진 7개의 아베다 챠크라. 요가와 명상 시 얼굴을 제외한 몸에 뿌리면 집중력을 향상시키고 심신의 균형을 잡는 데 도움이 된다.

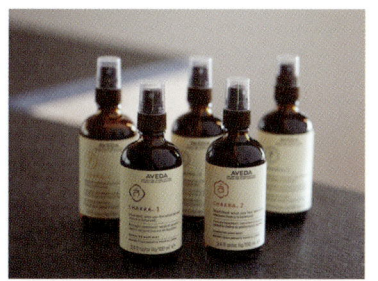

Therapy Item

수련에 필요한 준비물과 주의할 점

매트 자신에게 맞는 두께와 좋아하는 컬러를 선택한다. 가볍고 미끄럽지 않은 것이 좋다. 매트가 없다면 두께가 얇은 담요를 임시로 사용해도 된다.

수건 수련 시 땀을 닦는 용도지만 유연성이 부족한 초보자는 동작을 할 때 많은 도움이 되는 도구로 활용할 수 있다. 중급이나 고급 수련자도 수건을 이용하면 좀 더 섬세하게 근육을 자극할 수 있다.

의상 몸에 딱 맞는 옷을 입는다. 헐렁한 옷을 입을 때보다 몸을 움직이기 편하고, 몸이 비뚤어지거나 잘못된 자세를 알아차리기 쉽다.

물 최소 1리터의 물을 준비해 수시로 마시면 좋다.

장소 어디든 상관없다. 매트를 깔 수 있고 조용하고 환기가 잘되는 곳이면 좋다.

음식 수련하는 동안 호흡과 함께 장기의 움직임이 활발해지기 때문에 수련 전에는 공복 상태를 유지하는 것이 좋다. 따뜻하게 우린 차를 한 잔 정도 마시고 요가를 하는 동안은 생수를 마신다. 요가 수련이 끝나고 나서도 곧바로 식사를 하지 말고, 간단한 과일이나 견과류 등을 먹는 것을 추천한다. 곧바로 많은 양의 음식을 먹으면 활발하게 마사지되고 수축된 장기에 부담이 된다.

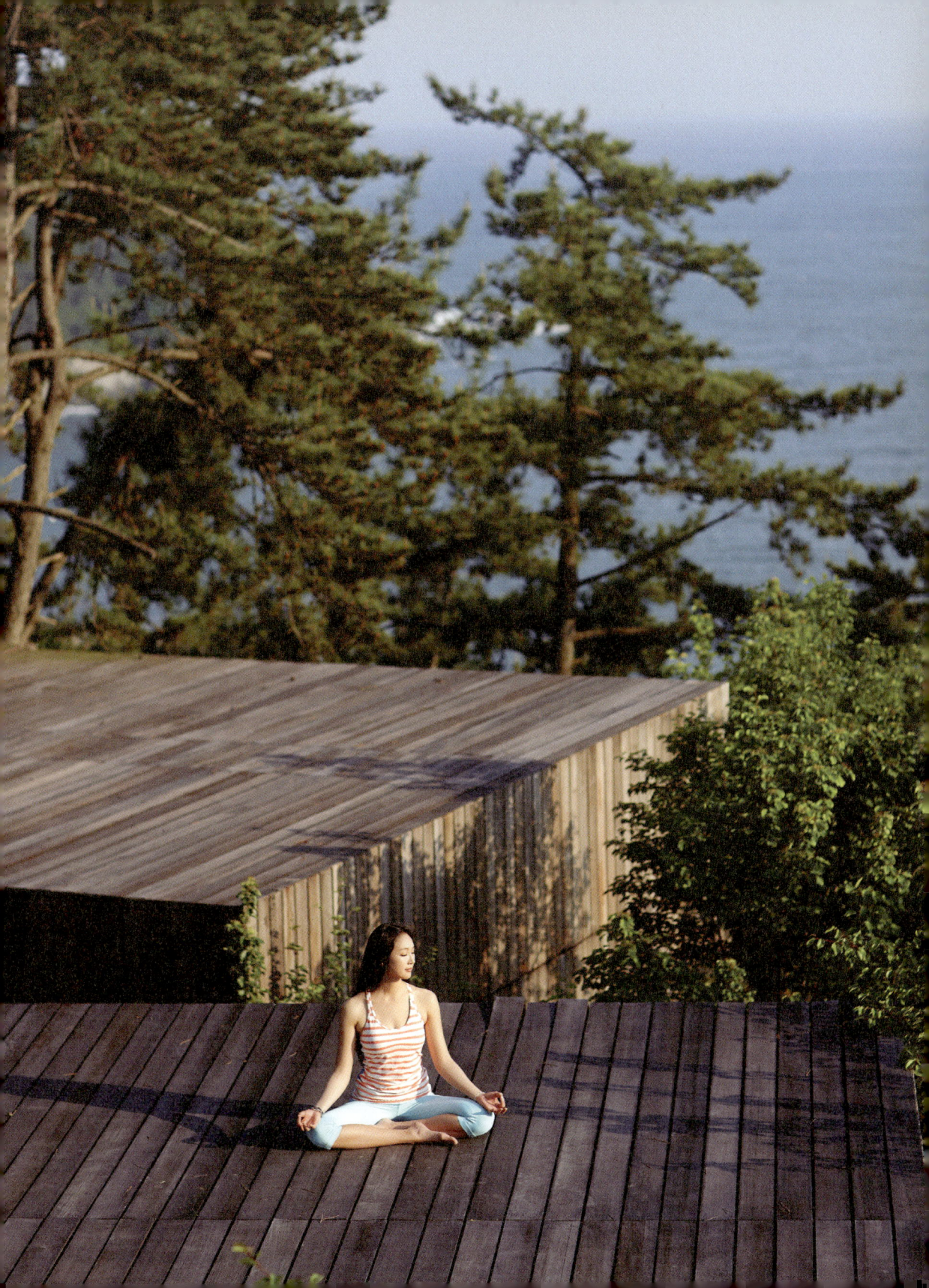

Chapter 2

MIND

마음에 평화를 주는 요가 테라피

Intro

내 마음 들여다보기

우리가 살면서 겪는 희로애락은 곰곰이 생각해보면 대부분 사람과 사람 사이의 관계에서 비롯되는 것이다. 내 마음을 짜증과 분노에 휩싸이게 하는 것도, 즐겁고 신나게 만드는 것도, 우울하고 슬프게 하는 것도 나와 관계 맺고 있는 타인, 주변 사람들의 영향을 받는다. 똑같은 상황에서 어떤 감정이 들고 그것을 어느 정도까지 드러내느냐는 사람마다 다르다. 그 사람이 가진 성향과 마음의 단단함에 따라 다르게 나타나는 것이다.

나는 겉으로 보여지는 것보다 많이 예민하고 민감한 성격이다. 누군가 나에게 했던 말과 행동에 실수가 있었다고 생각하면 오랫동안 곱씹고, 반대로 내가 남에게 상처가 되는 말과 행동을 했다고 생각해도 한동안 힘든 감정에서 벗어나지 못한다. 그런데 이런 성향은 많은 에너지를 소모하고 스스로를 피곤하게 만든다. 별것 아닌 일에 고민하고 생각에 생각을 거듭하면서 정신적 스트레스를 받으면 몸과 마음이 헛된 에너지로 금세 지치게 된다.

얼마 전에도 자존심이 상했다고 느끼는 일이 있어 오랫동안 스트레스를 받으며 힘들어하고 있었다. 그때 중학교 때 선생님이 늘 하시던 말씀이 떠올랐다. 선생님은 우리에게 "사소한 것에 목숨 걸지 마라"는 말씀을 자주 하셨다. 그때는 그 말이 무슨 의미인지 알 수 없었고 마음에 와닿지도 않았다. 그런데 어찌나 그 말을 자주 하셨는지 어른이 되어서도 그 말씀을 하시던 목소리와 톤이 생생하게 기억 날 정도였다. 선생님의 그 말씀이 떠오르자 나에게 다시 질문을 던져보았다. '그 일이 그렇게 내가 자존심이 상할 일이었나?' 답은 의외로 간단했다.

내 마음은 내가 어떻게 다짐하고 어떤 종류의 영양분을 주는지에 따라 변한다. 물론 모든 상황을 가볍게 극복할 수 있는 것은 아니다. 아무리 마음을 다잡으려고 해도 이겨내는 데 오랜 시간이 걸리는 힘겨운 상황도 종종 있다. 나와 사람들과의 관계에서 일어나는 크고 작은 일들로 우리의 마음은 늘 어지럽고 복잡하다.

마음의 평화를 위해 내가 찾은 방법은 나 자신과 대화하는 시간을 많이 갖는 것이다. 아주 작은 불편한 감정이라도 마음에 얹혀 내려가지 않을 때는 집이나 사무실에 매트 한 장을 깔고 좋아하는 음악을 튼다. 그리고 좋아하는 향의 오일과 지금 나에게 필요한 에너지가 담긴 오일을 블렌딩하기 시작한다. 그렇게 가벼운 마사지를 하며 호흡하기 시작하면 어느새 나를 둘러싼 온갖 잡념이 사라지고 기분이 좋아지는 것을 느낀다.

몸을 아주 가볍게, 천천히 움직이면서 오로지 나에게만 집중할 수 있는 시간을 가져본다. 그 순간 얼마나 행복하고 감사한지 모른다. 그렇게 아주 짧은 시간을 보내고 나면, 어느새 머리와 마음속에 엉켰던 감정의 실타래가 언제 그랬냐는 듯 자연스레 풀리곤 한다. 나 자신과의 대화를 통해, 있는 그대로의 감정을 관찰하고, 이해하고, 받아들이는 것이 스스로를 진심으로 사랑할 수 있는 방법이다. 스스로를 사랑하고 자신에 대한 자신감을 가지게 되면, 우리의 내면에 누구도 쉽게 깨뜨릴 수 없는 단단한 마음이 자리할 것이다.

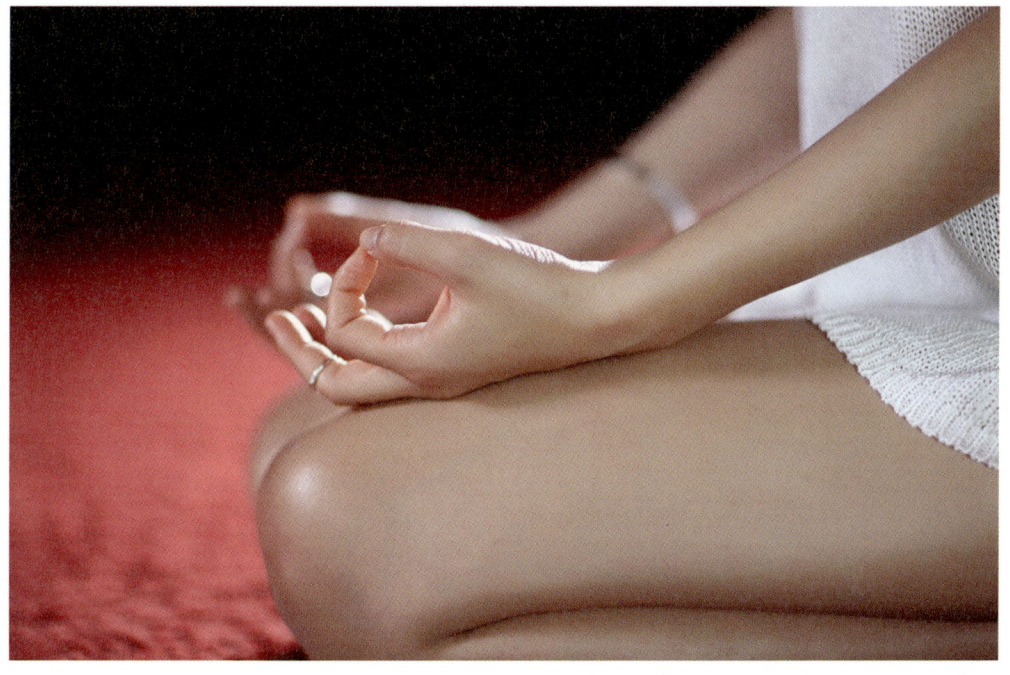

마음에 평화를 주는 요가 테라피

Warm Up

웜업

본 동작에 들어가기 전에 웜업을 통해 몸과 마음을 가볍게 깨워주자. 웜업은 몸을 부드럽게 만들고 호흡을 편안하고 깊게 할 수 있도록 돕는다. 동작의 속도는 자신에게 맞는 수준으로 하면 된다. 좋아하는 음악을 들으면서 하면 더욱 효과적이다.

앉아서 하는 웜업

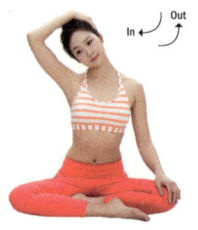

1

편안히 앉아서 오른발이 앞으로 오게 한다. 오른손으로 왼쪽 머리를 감싸고 마시고 내쉬는 숨에 오른쪽으로 지그시 누른다. 호흡과 함께 잠시 유지하고 반대쪽도 같은 방법으로 실행한다. 제자리로 돌아와 한 번 더 반복한다.

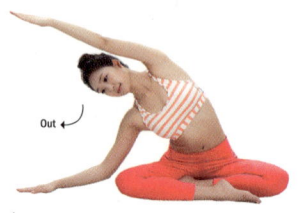

2

양손을 열십자로 뻗고 마시는 숨에 허리를 길게 편다. 내쉬는 숨에 상체를 오른쪽으로 기울인다. 이때 시선은 바닥을 바라보며 목과 어깨의 긴장을 풀고 10초간 유지한다.

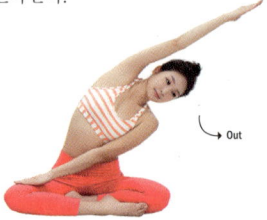

3

마시는 숨에 제자리로 돌아와 왼손을 오른쪽 무릎 위에 올려놓는다. 마시는 숨에 오른손을 들어 올리고, 내쉬는 숨에 상체를 왼쪽으로 기울인다. 복부에 힘을 주며 10초간 유지한다.

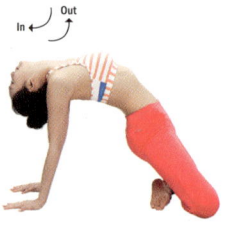

4

제자리로 돌아와 양손을 엉덩이에서 한 뼘 멀리 뒤로 어깨 너비로 짚는다. 마시는 숨에 가슴을 열고, 내쉬는 숨에 엉덩이를 들어 올린 채 목의 긴장을 풀고 10초간 유지한다.

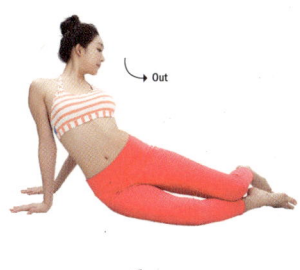

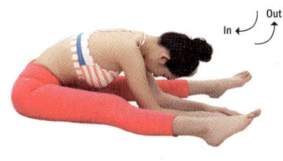

5

마시는 숨에 제자리로 돌아와(반드시 머리가 맨 마지막으로 올라오게 한다) 다리를 풀고, 무릎을 어깨너비만큼 벌려 세운다. 내쉬는 숨에 무릎을 오른쪽으로 떨어뜨리고 시선은 왼쪽을 바라본다. 제자리로 돌아와 한 번 더 반복한다.

6

제자리로 돌아와 다리를 펴고 45도로 벌린다. 양손으로 바닥을 짚고 마시고 내쉬는 숨에 상체를 바닥으로 떨어뜨린다. 목에 긴장을 풀고 호흡과 함께 10초간 유지한다.

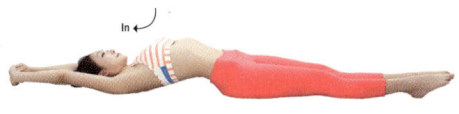

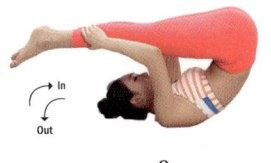

7

제자리로 돌아와 복부 힘을 유지한 채 바닥으로 눕는다. 양손을 머리 위로 깍지 끼고 발끝을 뻗어 마시는 숨에 기지개를 길게 켠다. 내쉬는 숨에 힘을 풀어준다.

8

무릎을 접어 끌어안고 복부에 가볍게 힘을 준 상태로 마시고 내쉬는 숨에 두 다리를 머리 뒤로 넘긴다.

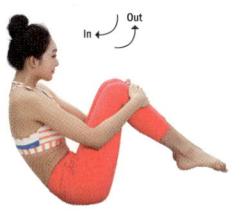

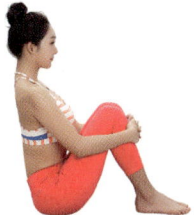

9

다시 마시고 내쉬는 숨에 몸통을 들어 올려 세운다. 이때 발등을 뻗어 발끝이 바닥을 향하게 하며 호흡과 함께 10회 반복한다.

10

제자리로 돌아와 전체 동작을 반대 방향으로 한 번 더 반복한다.

서서 하는 웜업

1

바르게 서서 두 다리를 어깨 너비만큼 벌린다. 마시는 숨에 두 손을 앞으로 크게 X자를 그리며, 내쉬는 숨에 뒤로 원을 그린다. 제자리로 돌아와 이번에는 뒤에서 앞으로 크게 원을 그린다. 호흡과 함께 앞, 뒤를 1세트로 총 2세트 반복한다.

2

양쪽 손목을 당긴다. 마시고 내쉬는 숨에 고개를 오른쪽으로 기울이고, 제자리로 돌아와 다시 마시고 내쉬는 숨에 고개를 왼쪽으로 기울인다. 호흡과 함께 좌, 우로 총 10회 반복한다.

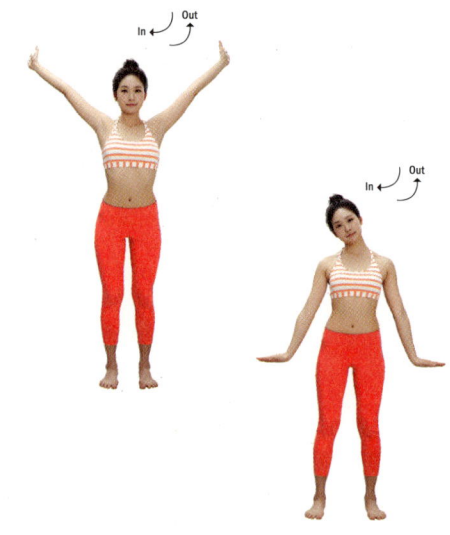

3

제자리로 돌아와 마시고 내쉬는 숨에 골반을 왼쪽으로 밀어내며 상체를 오른쪽으로 기울인다. 이때 상체에 완전히 힘을 빼고, 호흡과 함께 10초간 유지한다. 제자리로 돌아와 반대쪽도 같은 방법으로 실행한다.

4

제자리로 돌아와 왼손을 하늘 위로 뻗는다. 마시고 내쉬는 숨에 골반을 왼쪽으로 밀어내며 상체를 오른쪽으로 기울인다. 호흡과 함께 10초간 유지한다.

5

그대로 양손을 깍지 끼고 마시고 내쉬는 숨에 상체를 오른쪽 사선으로 길게 기지개를 켠다. 이때 골반은 왼쪽 뒤로 밀어낸다. 목은 힘을 빼고 호흡과 함께 10초간 유지한다.

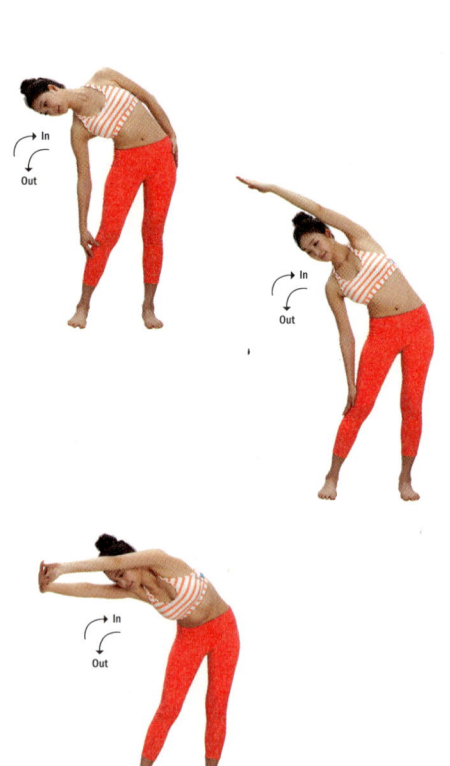

6

제자리로 돌아와 오른손으로 왼쪽 손목을 잡고, 왼쪽 뒤꿈치를 들어 올린다. 마시고 내쉬는 숨에 상체를 오른쪽으로 길게 회전시킨다. 시선은 뒤를 바라보며, 내쉬는 숨마다 복부를 강하게 수축하고 호흡과 함께 10초간 유지한다.

7

제자리로 돌아와 머리 뒤로 양손을 깍지 낀다. 마시는 숨에 어깨와 가슴을 열며 내쉬는 숨에 상체를 뒤로 가볍게 젖힌다. 호흡과 함께 10초간 유지한 후 한 번 더 반복한다.

8

제자리로 돌아와 상체를 바닥으로 떨어뜨린다. 몸을 동그랗게 말고 왼쪽 무릎을 접으며 체중을 왼쪽으로 옮긴다. 상체는 완전히 긴장을 풀고 호흡과 함께 10초간 유지한다. 반대쪽도 같은 방법으로 실행한다.

9

상체의 긴장을 풀고 완전히 바닥으로 내려간다. 목에 긴장을 풀고 체중은 가볍게 앞으로 실으며 호흡과 함께 10초간 유지한다.

10

몸을 동그랗게 말며 올라와 양손을 깍지 끼고 마시는 숨에 하늘 위로 기지개를 켠다. 그대로 뒤꿈치를 들고 10초간 정지한다. 내쉬는 숨에 깍지 낀 손을 길게 풀어준다.

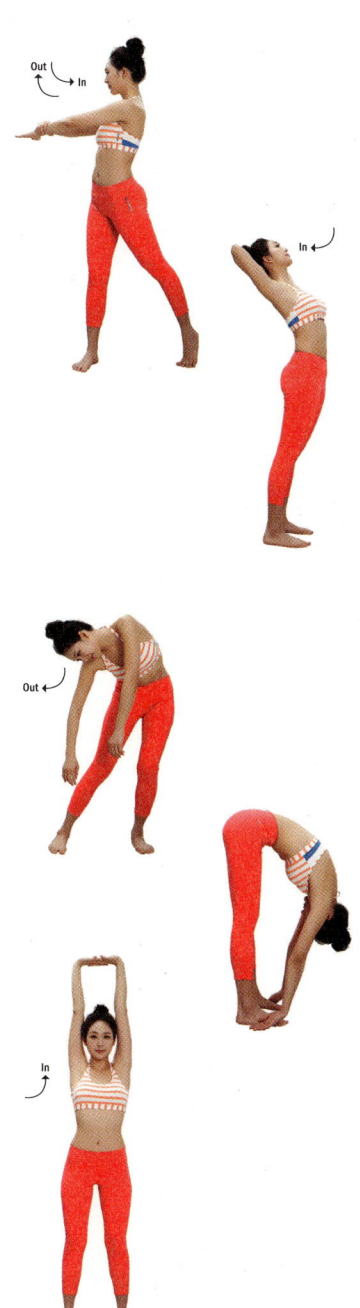

Aroma Therapy

아로마 오일 호흡 마사지

동작 후, 각 상황별로 추천한 오일이나 블렌딩한 오일을 깊은 호흡과 함께 마사지해보자. 요가의 효과를 더욱 극대화하면서 마음까지 평온해지는 것을 느낄 수 있다.

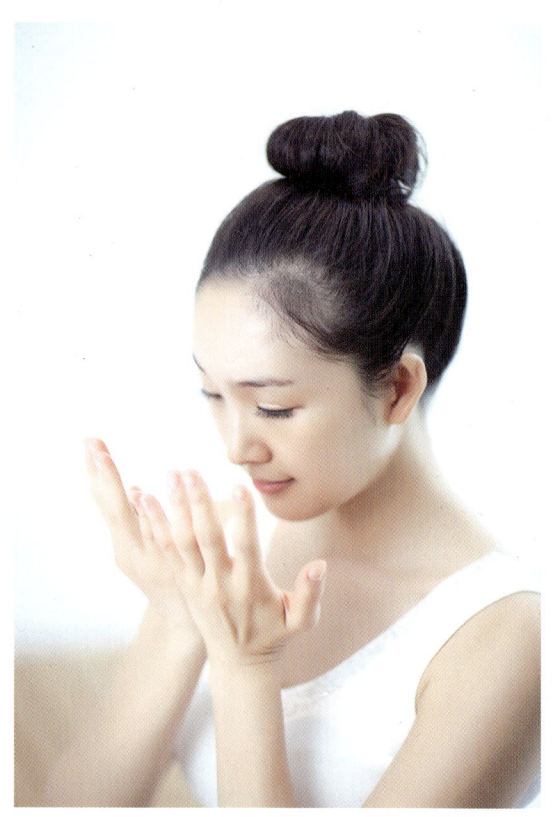

1

블렌딩한 오일을 양 손바닥에 충분히 묻혀 코 가까이 대고 잠시 깊게 호흡한다.

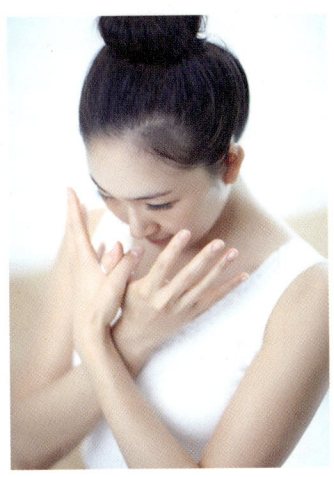

2

양손을 가슴 앞에서 엄지손가락끼리 걸고 손목을 크로스로 포개 손가락을 자연스럽게 모은다.

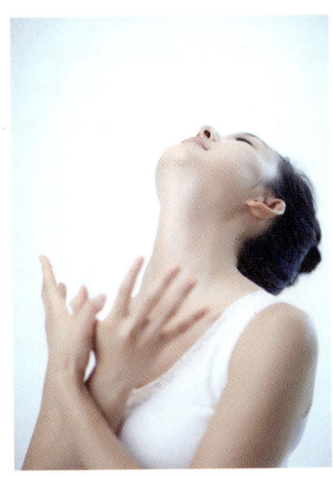

3

마시는 숨에 고개를 가볍게 숙이고 내쉬는 숨에 턱을 하늘 위로 길게 끌어 올린다. 마시는 숨에 손에서 퍼지는 오일 향을 충분히 맡으면서 3회 반복한다.

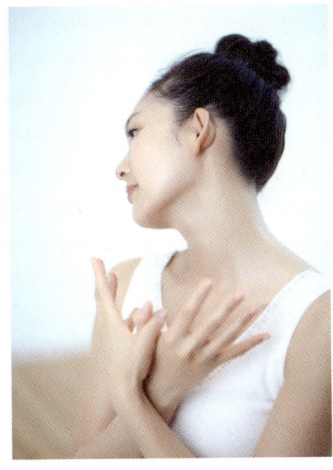

4

고개를 천천히 오른쪽으로 3번, 왼쪽으로 3번 돌린다. 정면으로 올 때마다 손에서 나는 오일 향을 충분히 맡는다.

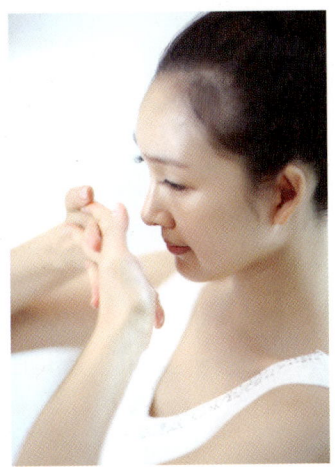

5

양손은 깍지 끼고 팔꿈치를 접어 손바닥을 코 가까이에 가져와 잠시 향을 맡는다.

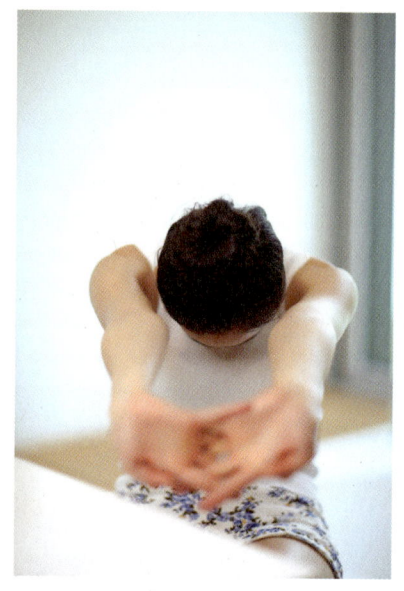 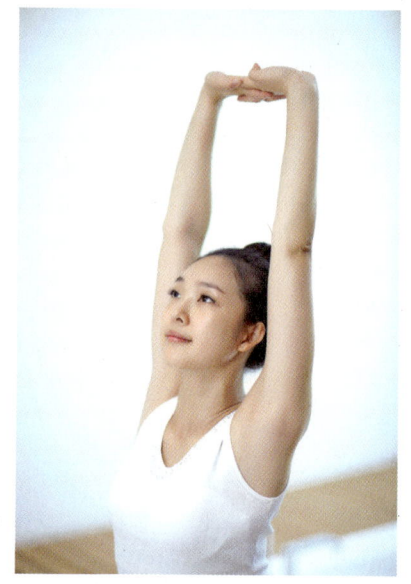

6

내쉬는 숨에 팔꿈치를 안에서 바깥으로 밀어내 몸을 동그랗게 말아준다. 이때 시선은 배꼽을 바라본다. 천천히 호흡과 함께 5, 6번 동작을 3회 반복한다.

7

제자리로 돌아와 기지개를 켜고 다시 제자리로 내려온다.

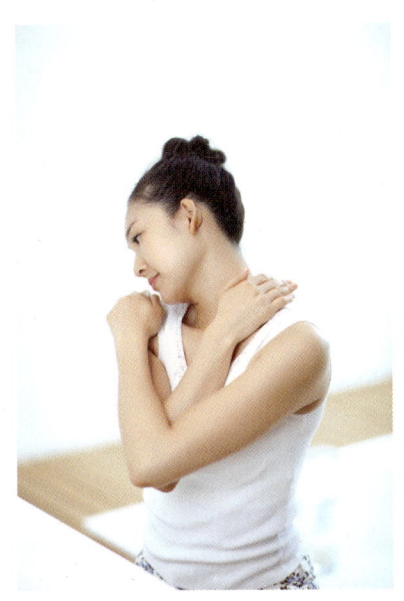

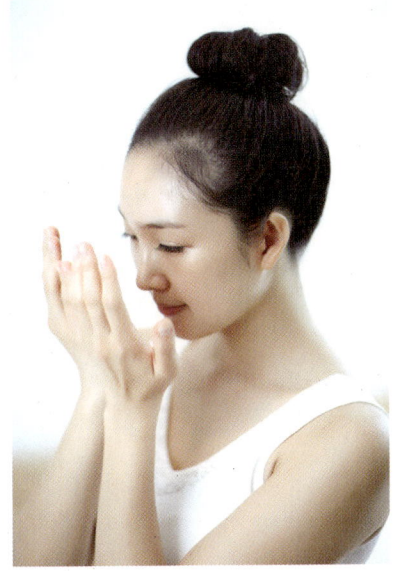

8

고개를 오른쪽으로 기울인다. 오른손으로 왼쪽 목 옆을 감싸고 왼손은 오른쪽 어깨 위로 가져온다. 천천히 깊게 호흡하며 오일의 에너지를 충분히 느껴본다. 호흡과 함께 20초간 유지한 후 반대쪽도 같은 방법으로 실행한다.

9

제자리로 돌아와 양손을 다시 코 가까이 대고 손에 남아 있는 오일 향을 충분히 맡으며 호흡한다.

Case #1

스트레스가 심할 때

적당한 스트레스와 긴장감은 자신의 능력을 발휘하며 살아가는 데 도움을 준다. 하지만 과도한 스트레스가 반복되면 몸과 마음, 감정에까지 부정적인 영향을 미친다. 지나친 스트레스를 당연하게 여기면서 과식이나 음주로 해소하는 습관을 들이면 몸과 마음을 더욱 지치게 하고 더 큰 스트레스를 받을 수도 있다.

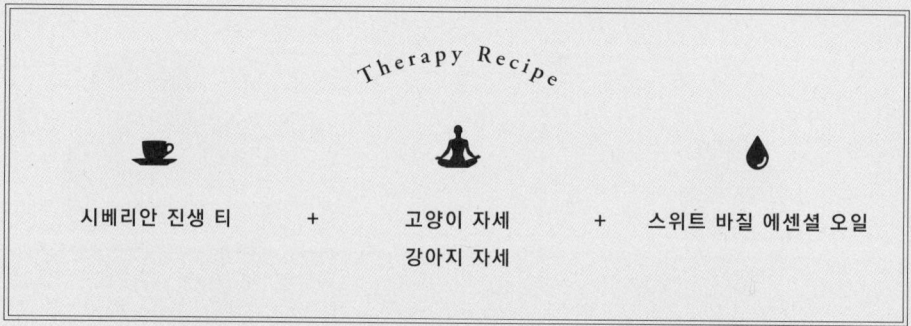

Tea 시베리안 진생 Siberian Ginseng

시베리안 진생은 인삼과 비슷한 약효가 있는 것으로 알려져 있다. 특히 엘루데로사이드Eleutheroside 성분이 피로와 스트레스에 탁월한 효과가 있어 러시아에서는 마라토너와 우주 비행사들이 체력 보강을 위해 즐겨 마신다고 한다. 콜레스테롤 수치를 낮추고 혈압 조절, 감기 예방, 불면증에도 도움이 된다.

Oil 스위트 바질 Sweet Basil

몸과 마음을 안정시키고 스트레스에 좋은 바질은 이탈리아 등 지중해 요리에서 자주 맛볼 수 있다. 다양한 품종 중 에센셜 오일로 사용하기에 가장 적합한 것은 스위트 바질이다. 불행한 운명과 악령으로부터 보호해준다고 알려져 있는 바질은 뇌를 맑게 해주고 정신과 신경성 장애에 효과가 있다. 스트레스와 두통을 해소하고 숙면에 도움을 준다.

Warning 메틸 차비콜Methyl Chavicol 성분이 자극을 줄 수 있으므로, 민감한 피부를 가진 사람이나 임산부는 사용하지 않는다.
Recommend 아로마 호흡 마사지, 마사지, 건식 호흡, 발향

Da Eun's Blending

베이스 오일   호호바 오일 5㎖ + 그레이프 시드 오일 5㎖
에센셜 오일   스위트 바질 오일 2방울 + 프랑킨센스 오일 2방울

⇒ 베이스 오일에 블렌딩한 에센셜 오일을 넣고 잘 저어준다. 에센셜 오일이 직접 피부에 닿지 않도록 조심한다. 프랑킨센스 오일은 잡념을 없애고, 복잡한 생각을 정리해주는 효과가 있다. 바질의 독특한 향과 잘 어우러지며 호흡을 더 깊고 길게 할 수 있도록 도와준다.

Yoga 고양이 자세

무릎이 좋지 않으면 담요나
수건을 도톰하게 만들어
무릎 아래에 받치고 실행한다.

동작 시 엉덩이는 앞뒤로
움직이지 않고 척추만
위아래로 움직이게 한다.

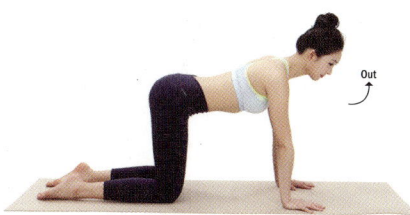
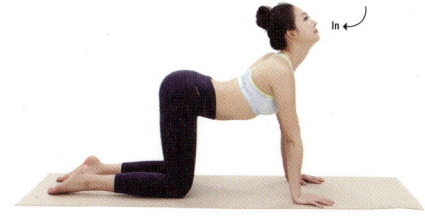

1
어깨 아래 손목, 엉덩이 아래 무릎이 오도록 몸을 ㄷ자로 만든다. 이때 양손은 어깨 너비만큼 벌리고 무릎은 골반 너비로 벌린다. 발등은 가지런히 바닥에 놓는다.

2
마시는 숨에 배를 바닥으로 밀어내며 엉덩이를 들어 올리고 시선은 하늘을 본다. 이때 양손이 바닥을 최대한 밀어내 어깨가 올라가지 않도록 주의한다.

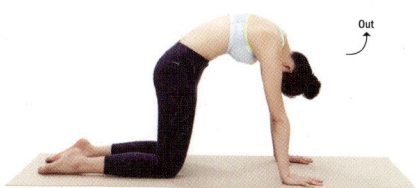
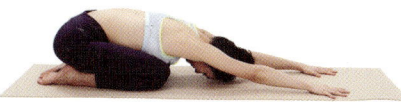

3
이번에는 내쉬는 숨에 등을 하늘로 밀어내며 몸을 동그랗게 말고, 턱을 끌어당겨 시선은 배꼽을 바라본다. 이때 양손으로 바닥을 최대한 밀어내 어깨가 말리지 않도록 주의한다. 호흡과 함께 천천히 5회 반복한다.

4
양손을 앞으로 쭉 뻗은 상태로 태아 자세를 만들어 잠시 호흡한다.

Point 난이도 ★ 전체 1세트 2회 반복

깊은 호흡과 함께 실행함으로써 스트레스를 해소하고 심신에 활력을 불어넣는다. 척추를 부드럽게 마사지해 원기를 회복시키고 마음을 편안하게 만든다.

Yoga 강아지 자세 or 아도 무카 스바나아사나 변형 Adho Mukha Svanasana Variation

1

어깨 아래에 손목, 엉덩이 아래에 무릎이 오도록 몸을 ㄷ자로 만든다. 다리 사이는 골반 너비로 벌리고 발끝은 세운다.
Tip. 자세가 익숙해지면 다리 사이 간격을 점점 좁힌다.

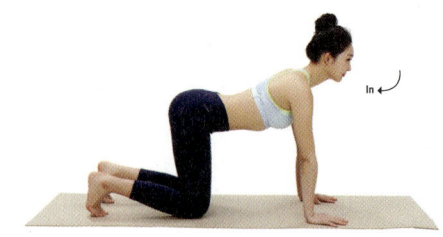

2

마시고 내쉬는 숨에 무릎과 팔꿈치를 펴면서 엉덩이를 하늘 위로 들어 올린다. 이때 체중을 최대한 뒤꿈치로 싣고 턱을 끌어당겨 시선은 발끝을 바라본다. 호흡과 함께 30초간 자세를 유지한다.
Tip. 뒤꿈치가 닿는 게 어렵다면 가능한 만큼만 실행하거나 담요나 매트를 도톰하게 말아 뒤꿈치 아래 받쳐도 된다.

체중을 끊임없이 뒤로 보내며 어깨와 목의 긴장을 풀어준다. 어렵다면 뒤꿈치를 벽에 대고 체중을 뒤로 싣는 연습을 하면 훨씬 편안하다.

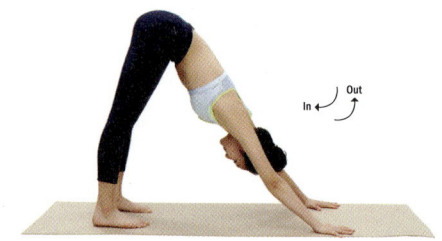

3

마시고 내쉬는 숨에 오른쪽 뒤꿈치를 들어 올려 무릎을 접고 체중을 왼쪽으로 지그시 옮긴다. 이번에는 왼쪽 뒤꿈치를 들어 올려 무릎을 접고 체중을 오른쪽으로 지그시 옮긴다. 천천히 호흡과 함께 좌우 1세트로 5세트 실행한다. 자신의 리듬과 함께 반복하며 목의 긴장을 풀어준다.

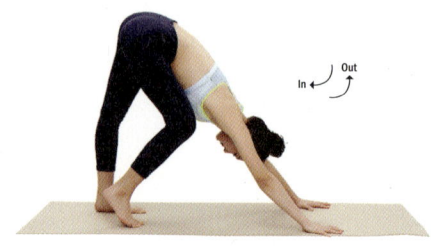

4

제자리로 돌아와 왼손으로 오른쪽 발목을 잡는다. 이때 몸통을 오른쪽으로 가볍게 틀어주며 시선은 오른쪽 발끝을 바라보고 목의 긴장을 풀어준다. 호흡과 함께 20초간 유지한다
Tip. 초보자는 발목을 잡으려는 노력만으로도 좋다.

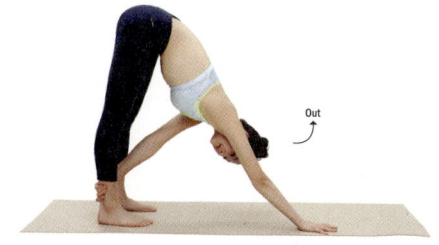

5

제자리로 돌아와 뒤꿈치를 최대한 들어 올려 엉덩이를 더 높게 끌어 올리고 호흡과 함께 10초간 유지한다.

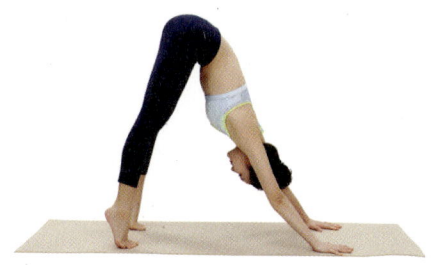

6

제자리로 돌아와 양손을 앞으로 뻗고 태아 자세로 휴식을 취한다.

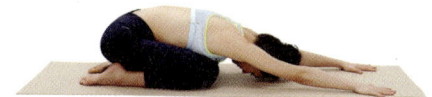

Point　난이도 ★★　　깊은 호흡을 유도하여 체내 산소를 원활히 공급하고 원기를 회복시킨다. 전신 순환을 돕
전체 1세트 2회 반복　　고 이완시켜 긴장을 풀어주고 스트레스를 해소시킨다. 머리가 맑아지며 몸과 마음이 여유롭고 편안해진다.

Case #2

마음이 불안할 때

불안은 '두려움이 폭발적이지는 않지만 오랫동안 지속되는 것'을 의미하며, 심리학에서는 '만성화된 공포'라고도 정의한다. 불안하면 흥분, 예민함, 초조함 등의 증세를 보이고, 집중을 하지 못하거나 맥박이 빨라진다. 또한 근육 긴장과 수면 장애를 일으키기도 한다.

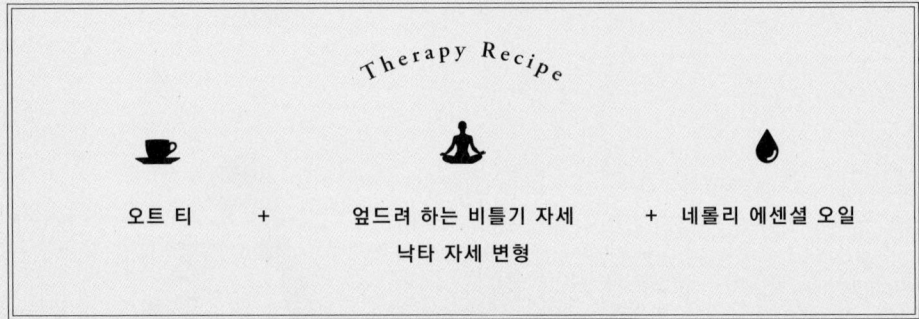

Therapy Recipe

오트 티 + 엎드려 하는 비틀기 자세 / 낙타 자세 변형 + 네롤리 에센셜 오일

MIND

Tea 오트 Oat 귀리

오트에는 단백질, 칼슘, 마그네슘, 철분과 각종 비타민, 미네랄 등의 영양이 풍부해 우리나라에서도 다양한 음식 재료로 활용되고 있다. 오트는 에너지를 증가시키고, 스트레스를 해소하는 기능이 있으며 불안, 우울증, 불면증에도 효과적이다. 또한 차로 마시면 섬유질이 풍부해 변비에도 좋다.

Oil 네롤리 Neroli

달콤하면서 살짝 매콤한 향이 특징인데 그윽하면서 부드럽게 감싸는 듯한 향이 매력적이다. 심신을 평온하게 하는 최고의 오일 중 하나로, 우울증 개선에 탁월한 효과가 있다. 지나치게 긴장하거나 급한 성격, 불안하고 짜증이 많은 사람에게 좋다. 새로운 세포의 생장을 촉진하는 기능이 있어 네롤리 워터와 함께 화장품, 향수 등에 다양하게 사용된다.

Recommend 아로마 호흡 마사지, 마사지, 건식 호흡, 목욕

Da Eun's Blending

베이스 오일   호호바 오일 5㎖ + 해바라기씨 오일 5㎖
에센셜 오일   네롤리 오일 3방울 + 오렌지 오일 1방울

⇒ 오렌지 오일은 시트러스 계열로 모든 오일과 잘 어울린다. 오렌지 오일의 항우울 효능은 네롤리 오일과 함께 어우러져 심신을 안정시키고 불안감을 해소하는 효과를 볼 수 있다. 샤워 후 보디 오일로 사용해도 좋다.

Yoga 엎드려 하는 비틀기 자세

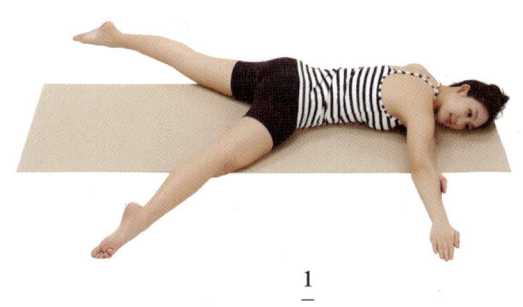

1

엎드려서 왼쪽 뺨을 바닥에 두고, 왼팔을 오른쪽으로 빼 양팔을 포갠다. 이때 다리는 벌릴 수 있을 만큼 최대한 벌린다.

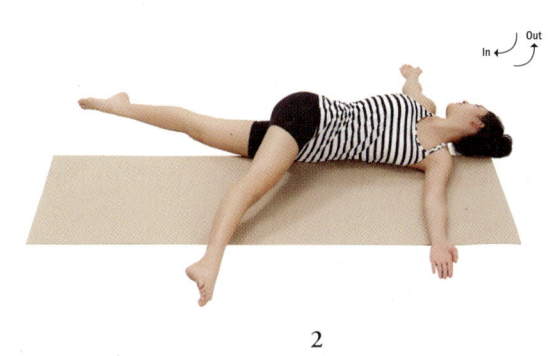

2

마시고 내쉬는 숨에 오른쪽 팔을 활짝 열어내며 자연스럽게 골반이 따라가도록 한다. 이때 시선은 오른쪽 손끝을 따라간다. 호흡과 함께 30초간 유지하며 제자리로 돌아와 반대쪽도 같은 방법으로 실행한다
Tip. 골반이 너무 많이 따라가지 않도록 적당히 조절한다

Point 난이도 ★
전체 1세트 2회 반복

몸과 마음이 편안해지면서 초조하고 불안했던 심신이 가라앉는다. 몸의 기혈 순환이 원활해지고 충분한 산소 공급으로 지쳐 있는 심신에 에너지를 채워준다.

Yoga 낙타 자세 변형 or 우스트라아사나 변형 Ustrasana Variation

1

수건이나 담요를 도톰하게 깔고, 그 위에 무릎을 골반 너비로 벌리고 선다. 이때 발끝은 세우고 양손은 앞으로 길게 뻗는다.

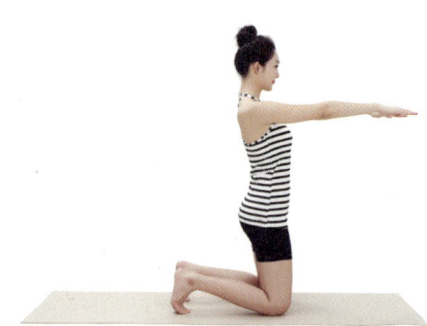

2

마시고 내쉬는 숨에 엉덩이가 뒤꿈치에 가까워지도록 체중을 실어주고, 양손 끝은 누군가가 잡아당긴다고 생각하며 중심을 잡는다. 이때 목과 어깨에 힘이 들어가지 않도록 주의한다. 마시는 숨에 제자리로 돌아오고, 호흡과 함께 가벼운 리듬을 타며 10회 반복한다.

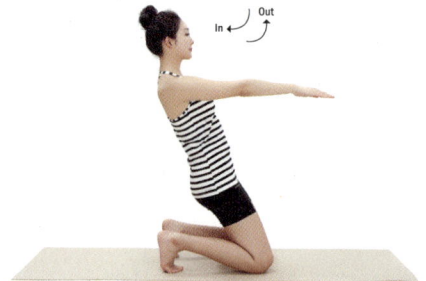

3

제자리로 돌아와 두 다리를 모아 발등을 바닥에 내려놓고, 엉덩이를 뒤꿈치 위로 내려놓는다. 무릎은 골반 너비로 벌리고, 양손은 손바닥이나 손가락으로 엉덩이에서 한 뼘 멀리 바닥을 짚는다. 이때 어깨와 가슴은 활짝 열어준다.

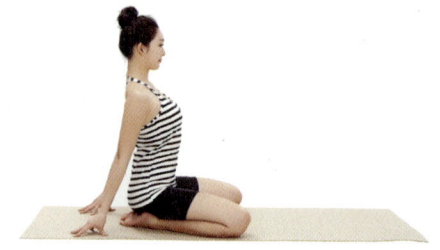

4

마시고 내쉬는 숨에 가슴과 엉덩이를 들어 올리며 고개를 젖혀 힘을 빼고 눈을 감는다. 이때 가슴을 최대한 하늘 위로 끌어 올려 어깨와 손목이 다치지 않도록 주의한다. 호흡과 함께 15초간 유지한다. 제자리로 돌아와 한 번 더 반복한다.

Tip. 제자리로 돌아올 때는 엉덩이를 먼저 바닥에 내려놓은 후 가슴, 그다음 머리가 제일 마지막에 올라오도록 한다.

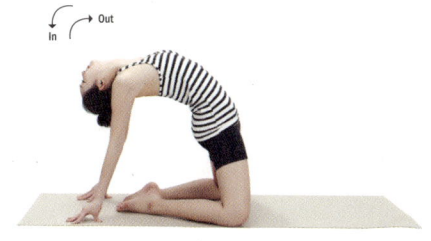

5

제자리로 돌아와 양손을 머리 뒤로 깍지 끼고 마시고 내쉬는 숨에 무게를 실어 목을 가볍게 쇄골 방향으로 지그시 누른다. 이때 몸통을 동그랗게 말아준다. 다시 제자리로 돌아온다.

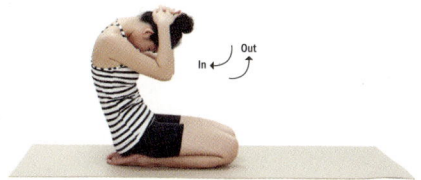

Point 난이도 ★★ 마음의 문을 열어 긍정적인 에너지를 받아들이도록 해준다. 불안을 감소시켜 마음이 안정
전체 1세트 2회 반복 되고 차분해지며, 마음의 중심이 흔들리지 않도록 단단히 잡아준다.

Case #3

우울할 때

누구나 살면서 슬프고 힘든 일을 겪는다. 개인마다 이를 느끼고 지속되는 정도는 다르지만, 우울함은 건강한 사람도 흔히 겪을 수 있는 일시적인 감정이다. 하지만 우울감이 지나치게 지속되면 우울증으로 발전할 수도 있으며, 남자보다 20~40대의 여자에서 많이 나타나는 것으로 알려져 있다.

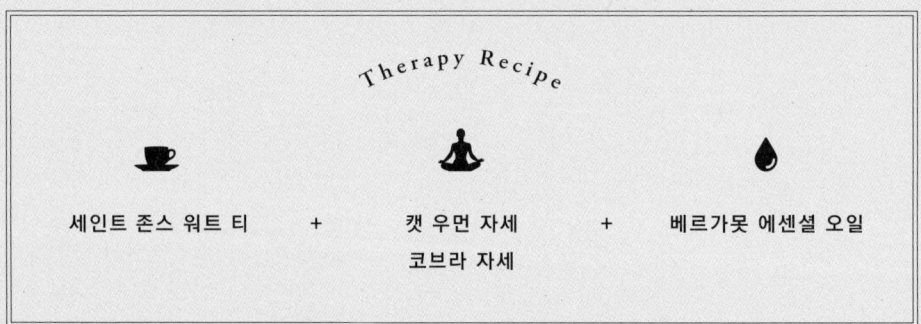

Therapy Recipe

세인트 존스 워트 티 + 캣 우먼 자세 / 코브라 자세 + 베르가못 에센셜 오일

MIND

Tea 세인트 존스 워트 St. John's Wort

세인트 존스 워트의 다른 말은 하이퍼리쿰Hypericum이다. 통증 치료를 위해 아로마 테라피에서 베이스 오일로 사용하는 허브이다. 차로 마실 경우 활성복합물인 하이퍼리신Hypericin이 불안과 우울증을 해소하며 자기 비하 감정을 낮춰준다는 연구 결과가 있다. 하이퍼리신은 수면 호르몬을 증가시켜 불면증을 비롯한 불안, 초조함을 개선한다.
Warning 수면제와 병용해서는 안 된다.

Oil 베르가못 Bergamot

16세기부터 화장수의 필수 성분으로 사용되었으며 향수에 많이 사용되는 인기 있는 에센셜 오일이다. 기의 순환과 억눌린 감정을 배출하는 데 도움이 되며, 감정과 관련된 스트레스 완화에 효과적이다. 심신을 일깨워 기분 전환에 좋아 자주 긴장하거나 우울한 사람들이 사용하면 좋다.
Warning 베르가못에 있는 버갑텐Bergaptene 성분은 햇빛에 노출되면 염증이나 색소침착 등이 일어나는 광독성이 시트러스 계열의 오일 중 가장 높다. 피부에 사용할 경우 최대 0.4% 미만으로 사용하며 베르가못 오일로 마사지나 목욕한 후에는 최대 2시간 정도는 햇빛에 노출되는 것을 피한다.
Recommend 아로마 호흡 마사지, 마사지, 건식 흡입, 발향

Da Eun's Choice

자주 기분이 우울하다면 베르가못 에센셜 오일을 가지고 다니자. 뚜껑을 열어 직접 흡입하거나, 티슈에 3~4방울 떨어뜨려 코 가까이 가져가 깊게 호흡하면 효과적이다.

⇒ 베르가못 오일을 함유한 스킨케어 제품을 사용하는 것도 좋다. 특히 보디 젤이나 보디 로션의 경우 베르가못 성분이 함유된 제품을 추천한다.

Yoga   캣 우먼 자세

1

어깨 아래로 손목, 엉덩이 아래로 무릎이 오도록 몸을 ㄷ자로 만든다. 이때 발등은 바닥을 향하도록 가지런히 놓는다.
Tip. 무릎이 좋지 않다면 담요나 수건을 무릎 아래 받친다.

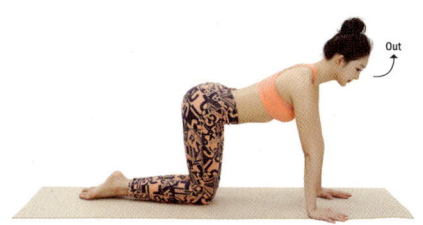

2

마시는 숨에 오른쪽 다리를 뒤로 뻗으며 시선은 하늘을 바라본다. 이때 양 손바닥을 깊게 밀어 팔꿈치는 완전히 펴고, 어깨가 올라가지 않도록 주의한다.

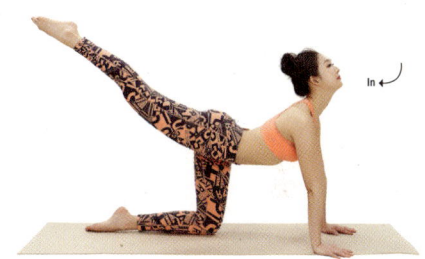

+ Recommend

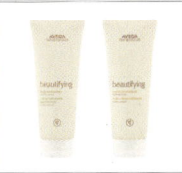

아베다
뷰티파잉 크림 클렌징 오일 & 뷰티파잉 바디 모이스처 라이저

유기농 잇꽃씨와 올리브 오일이 피부를 자극없이 씻겨주는 크림 타입 클렌징 오일. 유기농 베르가못과 로즈메리, 라벤더가 함유된 모이스처 라이저는 상쾌하고 시원한 향이 나며 시어버터가 함유되어 피부 보습과 영양에 좋다.

초보자나 자세가 어렵다면 3번까지만 반복한다.
충분히 연습한 후 다음 단계로 넘어간다.
반드시 깊은 호흡과 함께 반복하여
온몸 구석구석의 세포들을 모두 깨워주자.

3

내쉬는 숨에 복부 힘을 이용해 뻗은 다리를 접어 무릎을 배꼽까지 끌고 들어온다. 발끝은 바닥에 닿지 않도록 주의한다. 몸을 동그랗게 말아 시선은 배꼽을 향하고 양 손바닥을 깊게 밀어 어깨가 말리지 않도록 한다. 호흡과 함께 5회 반복한다.

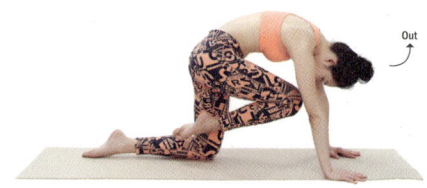

4

오른쪽 다리를 뒤로 뻗은 상태로 왼쪽 무릎을 펴며 엉덩이를 들어 올린다. 이때 오른쪽 다리를 최대한 들어 올리며 목에 힘을 빼고, 턱을 끌어당겨 시선은 발끝을 바라본다. 호흡과 함께 30초간 유지한다(몸을 오른쪽으로 가볍게 틀어도 좋으니 다리는 가능한 한 최대한 들어 올린다). 처음 자세로 돌아와 반대쪽도 같은 방법으로 실행한다.

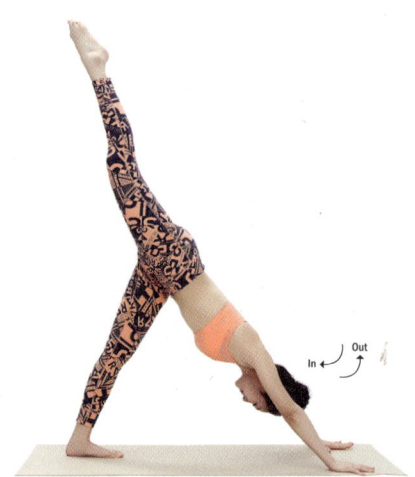

5

제자리로 돌아와 태아 자세로 휴식을 취한다.

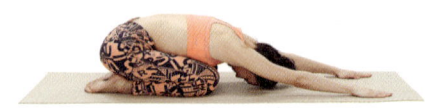

Point   난이도 ★★
전체 1세트 2회 반복

우울했던 마음에 활력의 에너지를 불어넣는 자세다. 뻐근하고 나른한 몸을 이완시키고 가볍게 만들어준다.

Yoga 코브라 자세 or 부장가아사나 Bhujangasana

허리를 꺾는 느낌이 아니라 가슴을 앞쪽 위로 끌어 올려 등을 가볍게 조인다는 느낌으로 실행한다.

초보자나 허리가 좋지 않으면 2번까지만 실행한다.

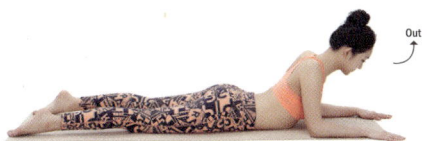

1
바닥에 엎드려서 다리를 골반 너비로 벌리고, 팔꿈치를 가슴 옆으로 세워 상체를 가볍게 들어 올린다.

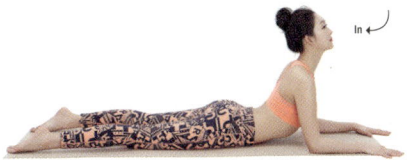

2
발등을 길게 뻗고 마시는 숨에 팔꿈치는 바닥에 있는 상태로 상체를 앞쪽 위로 길게 들어 올린다. 이때 팔꿈치는 바닥을 끊임없이 밀어내며 턱은 가볍게 들어 올린다. 호흡과 함께 20초간 유지한다. 제자리로 돌아와 한 번 더 반복한다.

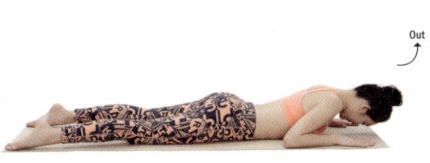

3
내쉬는 숨에 천천히 제자리로 돌아와 이번에는 양손으로 귀 옆 바닥을 짚는다.

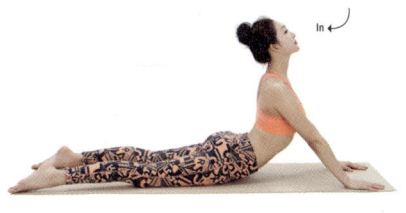

4
발등을 길게 뻗고 마시는 숨에 상체를 앞쪽 위로 길게 들어 올린다. 턱을 가볍게 들어 올리고, 호흡과 함께 20초간 유지한다. 제자리로 돌아와 한 번 더 실행한다.

5
제자리로 돌아와 태아 자세로 휴식을 취한다.

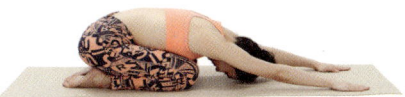

Point 난이도 ★ 전체 1세트 2회 반복

닫힌 마음을 열고 에너지를 받아들일 수 있는 자세다. 우울감이 사라지고 활력과 자신감이 솟아나며 기분이 좋아진다. 심신의 스트레스가 해소된다.

Case #4

긴장되고 초조할 때

바쁜 도시인의 삶은 끊임없이 이어지는 업무와 인간관계로 한시도 긴장감을 늦출 수 없다. 두통, 목과 어깨 통증은 물론 소화 장애, 심장 질환, 근육 약화, 순환기 장애 등은 몸과 마음이 긴장할 때 나타나는 대표적인 증상이다. 바쁜 생활 속에서 나타나는 긴장과 초조함을 달래기 위해서는 자주 몸과 마음을 편안하게 해주는 것이 중요하다.

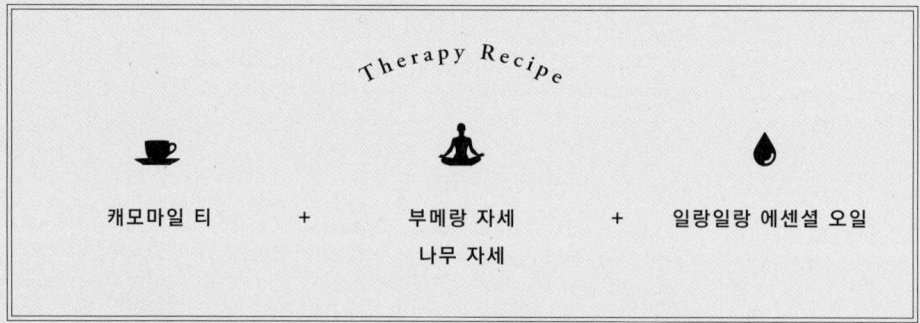

Tea 캐모마일 Chamomile

어디서나 쉽게 구입할 수 있는 기본적인 허브티 중 하나다. 과일을 연상시키는 달콤한 향과 광범위한 약리 효과로 많은 사랑을 받고 있다. 유럽에서는 불면증, 신경통, 류머티즘 등의 치료제로 오래전부터 사용되었다. 캐모마일 티는 진정 작용이 강해 긴장, 불안, 흥분을 가라앉히고 스트레스를 해소시킨다. 소화를 돕고 머리를 편안하게 만들어 스트레스성 불면증에도 효과가 있다.
Warning 자궁을 수축시키는 경향이 있으므로 임신 중에는 복용하지 않는 것이 좋다.

Oil 일랑일랑 Ylang Ylang

부드럽고 달콤한 향기로 최음제로 많이 사용되는 일랑일랑은 성분과 향이 재스민과 비슷하지만 좀 더 가볍고 산뜻한 느낌이다. 특히 우울증을 예방하는 효과가 있어 긴장, 초조, 분노, 흥분된 마음을 가라앉히고 심신에 안정감을 준다. 피부를 부드럽게 만들어주고 수분 밸런스를 유지해주는 효과가 있으며, 많은 향수에서 중요한 에센셜 오일로 사용되고 있다.
Warning 과용할 경우 두통이나 메스꺼움을 유발할 수 있다.
Recommend 아로마 오일 호흡 마사지, 마사지, 목욕

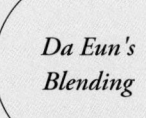

Da Eun's Blending

베이스 오일   호호바 오일 5㎖ + 그레이프 시드 오일 5㎖
에센셜 오일   일랑일랑 오일 1방울 + 오렌지 오일 3방울

⇒ 일랑일랑 오일은 조금만 사용해도 향이 강하므로 너무 많은 양을 사용하지 않는 것이 좋다. 오렌지 오일은 자칫 과할 수 있는 일랑일랑의 향을 적당히 잡아주면서 전체적으로 향을 가볍게 만들어주는 역할을 한다. 오렌지 오일이 아니라도 탠저린, 만다린, 그레이프프루트 등 시트러스 계열의 에센셜 오일로 대체해도 좋다. 샤워 후 보디 오일로 사용해도 좋다.

Yoga　부메랑 자세

1

바르게 서서 오른쪽 다리를 왼쪽 다리 앞으로 X자로 넓게 꼬아주고, 오른손은 오른쪽 엉덩이 바깥쪽을 받친다. 왼손은 하늘 위로 뻗는다.

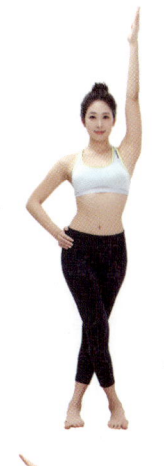

2

마시고 내쉬는 숨에 엉덩이를 오른쪽으로 밀어내며 상체를 오른쪽으로 동시에 기울인다. 이때 하체를 단단히 고정시켜 흔들리지 않도록 주의하며 시선은 바닥 쪽을 바라본다. 호흡과 함께 30초간 유지한다.

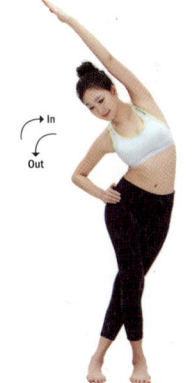

3

마시는 숨에 제자리로 돌아와 내쉬는 숨에 그대로 상체를 바닥 쪽으로 숙여 바닥을 짚는다. 이때 앞의 오른쪽 무릎을 가볍게 접고, 체중을 앞쪽으로 실어주며 목은 완전히 힘을 뺀다. 호흡과 함께 30초간 유지한다. 마시는 숨에 몸을 동그랗게 말아 올리면서 제자리로 돌아와 반대쪽도 같은 방법으로 실행한다.

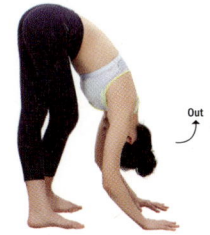

Point　난이도 ★
전체 1세트 2회 반복

긴장과 초조함을 달래주는 자세다. 뇌파를 안정시켜 심신의 스트레스를 해소하고, 휴식을 취할 수 있도록 도와준다. 머리가 복잡할 때 실행하면 잡념이 없어지고 집중력이 높아지며 업무의 효율성을 높일 수 있다.

Yoga 나무 자세 or 브륵샤아사나 Vrksasana

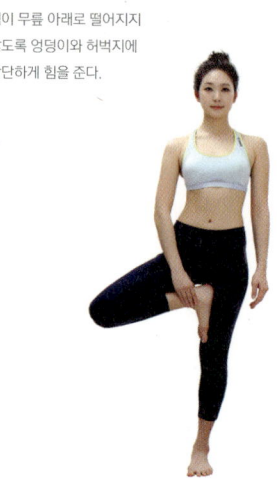

힘이 무릎 아래로 떨어지지 않도록 엉덩이와 허벅지에 단단하게 힘을 준다.

1

두 다리를 모으고 바르게 선다. 오른손으로 오른쪽 발목을 잡고 오른쪽 뒤꿈치를 왼쪽 허벅지 안으로 깊숙이 끌어온다.
Tip. 자세가 어렵거나 골반의 높낮이가 달라진다면 종아리나 발목까지만 실행한다. 왼쪽 엉덩이에 힘을 주면 하체를 고정시키고 중심을 잡기가 수월하다.

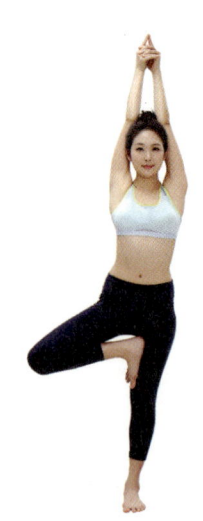

2

중심을 잡고 양손을 하늘 위로 길게 뻗어 모은다. 이때 팔이 귀 뒤를 감싸면 중심을 잡는 데 도움이 된다. 팔을 뻗는 게 어렵다면 가슴 앞에서 합장하거나 위로 뻗은 상태로 팔꿈치를 가볍게 접는다. 호흡과 함께 1분간 유지한다. 배꼽과 엄지발가락에 중심을 잡아 전체에 힘을 실어주며 최대한 집중한다. 반대쪽도 같은 방법으로 실행한다.

Point 난이도 ★★
좌우 1세트 2회 반복

심신을 달래고 마음의 중심을 잡아주며 자신감을 길러주는 자세다. 반드시 깊은 호흡과 함께 실행하자.

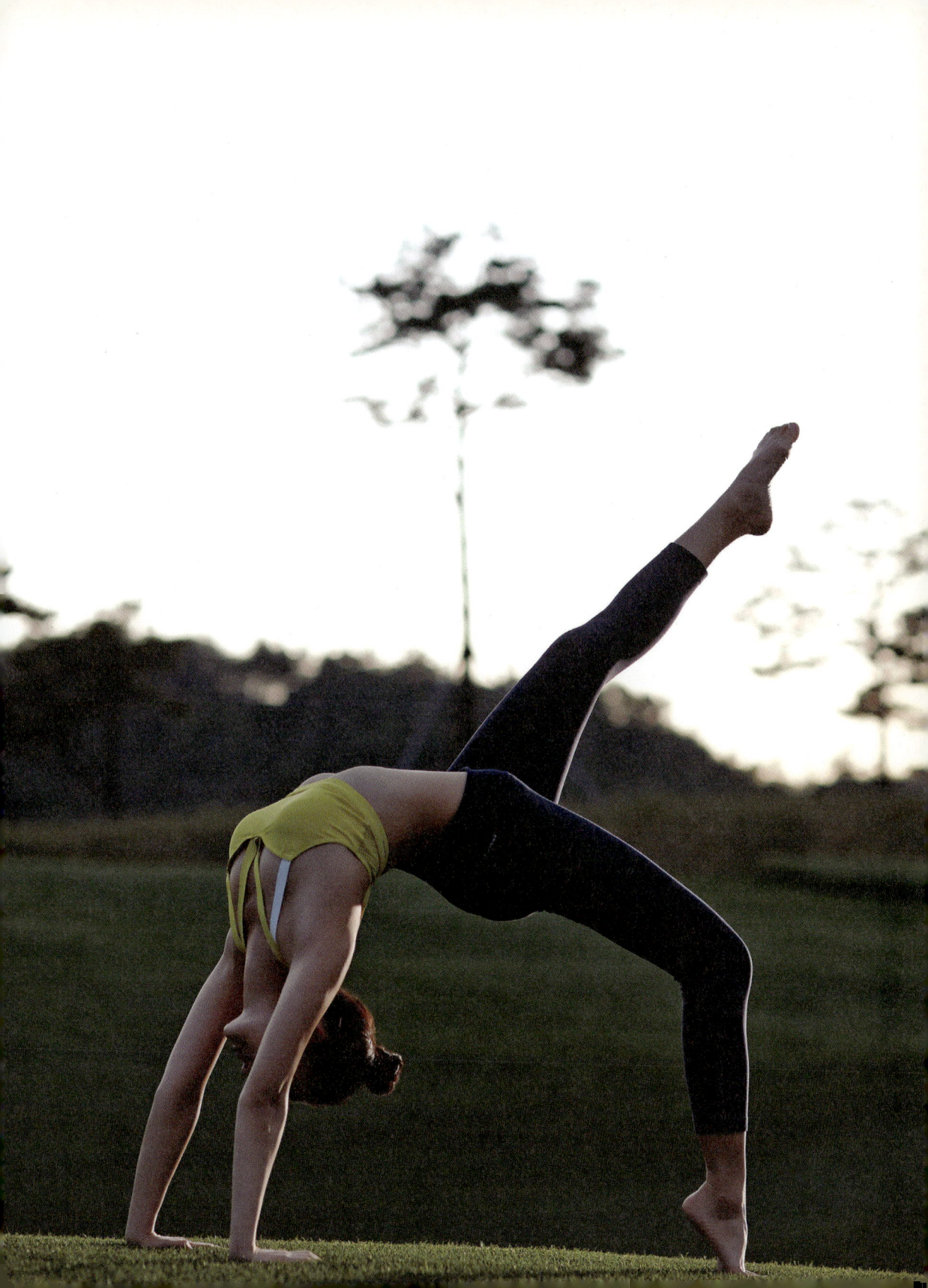

Case #5

화가 나고 짜증날 때

일이나 사람과의 관계에서 원하는 대로 되지 않거나 예상치 못한 상황에 맞닥뜨렸을 때 화가 나곤 한다. 이런저런 이유로 자주 짜증이나 화를 내다 보면 습관이 되어 더욱 화를 잘 내는 사람이 되기 쉽다. 그렇다고 무조건 참으면 마음의 병이 되고, 심하면 화병에 걸릴 수도 있다. 감정을 현명하게 컨트롤하는 자신만의 방법을 개발해보자.

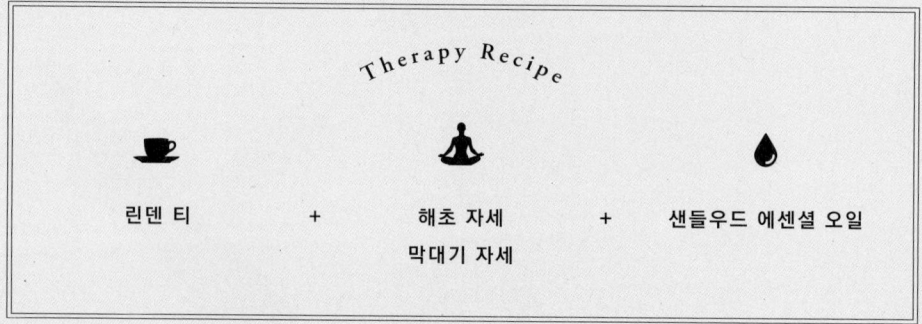

Therapy Recipe

린덴 티 + 해초 자세 / 막대기 자세 + 샌들우드 에센셜 오일

Tea 린덴 Linden 라임

린덴 티는 유럽, 특히 프랑스에서 심신이 불안할 때 안정제로 많이 마신다. 꽃과 꽃대를 우려서 만드는데, 단맛이 느껴지는 고급스러운 향이 특징이다. 성격이 예민하거나 화를 잘 내고 불평을 잘하는 사람에게 특히 좋다. 꽃에 들어 있는 바이오플라보노이드Bioflavonoid라는 성분이 항산화 작용을 하며 모세혈관을 튼튼하게 해서 심계항진, 동맥경화성 고혈압, 간질 등에도 효과적이다.

Oil 샌들우드 Sandalwood

샌들우드는 명상을 위한 나무로 여겨질 만큼 정신을 안정시키는 효과가 탁월하다. 샌들우드 향은 깊은 숲 속이 연상될 만큼 깊고 그윽한 나무 느낌이다. 샌들우드 오일은 신경을 안정시키며 마음을 차분하고 여유롭게 해준다. 특히 화가 많이 나서 감정이 격렬하게 동요될 때 사용하면 더욱 효과적이다. 만성 기관지염, 호흡기, 생식기, 비뇨기 감염에도 효능이 있다.

Recommend 아로마 오일 호흡 마사지, 마사지, 건식 호흡, 발향

Da Eun's Blending

베이스 오일   호호바 오일 5㎖ + 살구씨 오일 5㎖
에센셜 오일   샌들우드 오일 3방울 + 라벤더 오일 1방울

⇒ 라벤더 오일은 신경계를 조화시키는 효과가 있다. 샌들우드 오일과 어우러지면 화가 나서 빨리 뛰는 심장을 안정시켜 마음을 차분하게 만들어준다.

Yoga   해초 자세

1

바르게 서서 두 다리를 골반 너비로 벌린다.

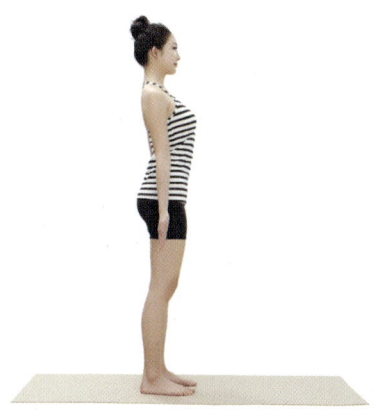

2

내쉬는 숨에 상체를 바닥으로 떨어뜨린다. 가능하면 양 손바닥으로 바닥을 짚어 체중을 가볍게 앞으로 싣고, 목은 힘을 빼고 눈을 감은 채 잠시 호흡한다.

Tip. 초보자는 무릎을 가볍게 접는다.

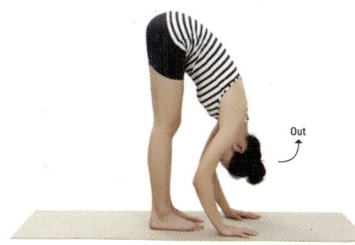

3

양 손바닥으로 바닥을 짚은 상태로 마시고 내쉬는 숨에 오른쪽 무릎을 접으며 오른쪽 뒤꿈치를 띄운다. 체중은 왼쪽으로 실어준다. 반대쪽도 같은 방법으로 실행하며 호흡과 함께 좌우 1세트로 10회 반복한다. 이때 턱은 끌어당기고 시선은 발끝을 향한다. 자세가 어렵다면 양손은 무릎 위를 잡고 실행한다.

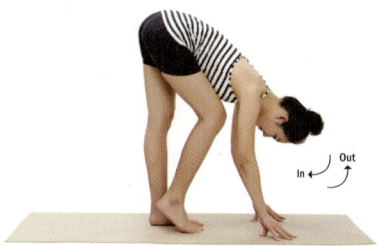

4

제자리로 돌아와 양손을 머리 뒤로 깍지 끼고 깊게 내쉬며 무게를 실어준다. 호흡과 함께 20초간 유지한다. 체중이 뒤로 쏠리지 않도록 주의한다.

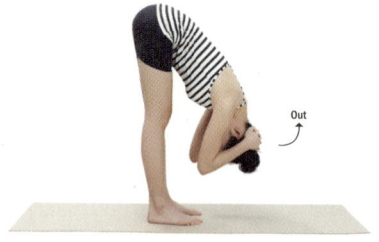

5

마시는 숨에 몸을 동그랗게 말고 천천히 올라온다.

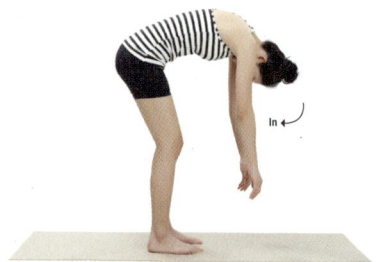

Point 난이도 ★
전체 1세트 2회 반복

머리를 아래로 떨어뜨리는 동작은 뇌파를 안정시키고 화를 가라앉힌다. 천천히 깊은 호흡과 함께 반복하면 곤두섰던 신경과 짜증이 가라앉으며 마음의 여유가 생긴다.

Yoga 막대기 자세 or 단다아사나 Dandasana

몸통이 뒤로 쏠리지 않도록 집중해서 실행한다.
생각보다 어려운 동작이니 천천히 실행하자.

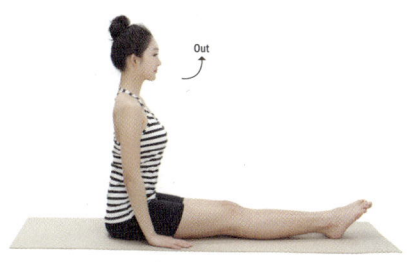
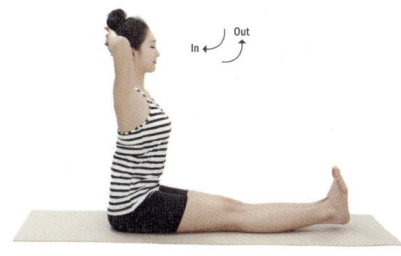

1
두 다리를 펴고 앉아 양손은 엉덩이 옆을 짚는다. 양 손바닥을 밀어내며 허리를 하늘 위로 끌어 올린다. 이때 발등은 길게 뻗는다.

2
발목을 완전히 당긴다. 가능하면 뒤꿈치를 바닥에서 떨어뜨린다. 양손은 머리 뒤로 깍지 끼고 팔꿈치는 완전하게 열어준다. 마시는 숨마다 허리를 끌어 올리고, 내쉬는 숨마다 상체를 끊임없이 앞쪽 위로 끌어 올린다. 눈을 감고 호흡과 함께 30초간 유지한다.

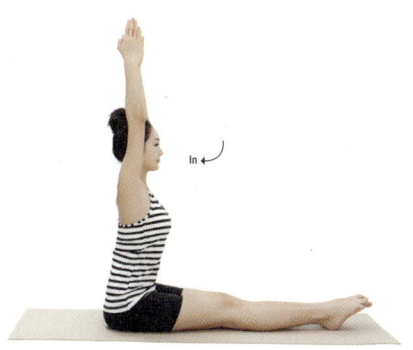
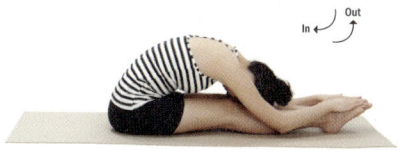

3
양손을 하늘 위로 완전히 뻗는다. 발등도 길게 뻗는다.

4
마시고 내쉬는 숨에 상체를 완전히 숙인다. 호흡과 함께 30초간 유지한다.

Point 난이도 ★★
전체 1세트 2회 반복

깊은 호흡과 함께 동작을 반복하면 짜증나고 화가 나는 마음이 가라앉고 편안해진다. 마음을 평온하게 만들고 마음의 문을 열고 긍정적인 에너지를 받아들일 수 있게 도와준다.

69

Case #6

쓸쓸하고 외로울 때

인간에게 외로움은 피할 수 없는 것으로 누구나 느끼는 감정이다. 그런데 외로움의 감정이 너무 오래 지속되면 정신적, 육체적 면역력이 떨어지고 스트레스에 대응하는 기능이 약해져서 무기력한 상태가 될 수도 있다. 주변 사람들과의 사랑, 유대감, 일정한 소속감 등 자신에 대한 자긍심을 갖고 마음을 단련시키는 노력이 필요하다.

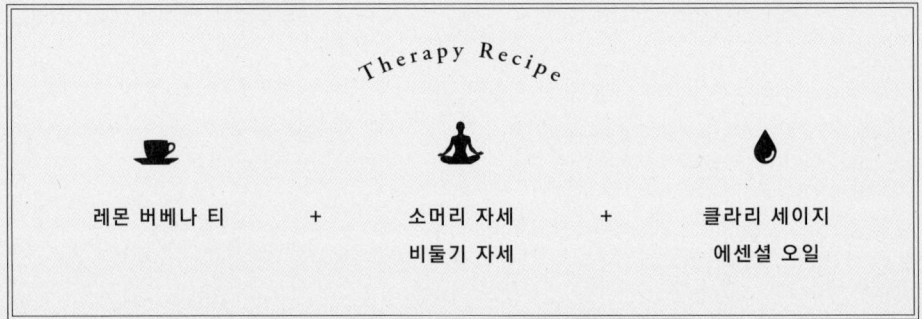

Tea   레몬 버베나 Lemon Verbena

칠레가 원산지인 레몬 버베나는 18세기 스페인 사람에 의해 유럽에 알려졌으며 처음에는 향수에만 사용되었지만, 현재는 다양하게 활용되고 있다. 유럽 가정에서는 레몬 버베나로 음료를 만들어 마시는데 레몬과 비슷한 향이 나고 신맛과 단맛이 동시에 나는 것이 특징이다. 불안, 불면, 쓸쓸함, 스트레스와 관련한 증상에 효과가 있으며 원기를 회복시키고, 몸과 마음에 새로운 에너지를 불어넣는다.

Warning 장기간 복용 시 위를 자극할 수 있다.

Oil   클라리 세이지 Clary Sage

진하고 달콤한 풀 향이 나는 클라리 세이지는 '행복감 유도 작용'이 탁월한 것으로 알려져 있다. 우울한 마음을 쫓아내고 정신을 명료하게 만들어 감정과 관련된 스트레스와 우울증 치료에 많이 사용된다. 전통 중국 의학에서는 고갈된 기를 강화시켜 기의 순환을 증진시킨다고 한다. 클라리 세이지는 여성 생식계에도 효과적이며 생리, 출산, 폐경 시 활용하면 유용하다.

Warning 임신 중이거나 음주 시에는 사용을 금한다. 술이 빨리 취하고, 두통을 유발할 수 있다.

Recommend 아로마 오일 호흡 마사지, 마사지, 목욕

Da Eun's Blending

베이스 오일   호호바 오일 5㎖ + 그레이프 시드 오일 5㎖
에센셜 오일   클라리 세이지 오일 3방울 + 만다린 오일 1방울

⇒ 클라리 세이지 오일의 향이 조금 강할 수 있다. 만다린 오일은 시트러스 계열이지만 묵직하면서도 가볍고 신선한 향이다. 행복의 에너지를 불어넣는 기능을 하기에 블렌딩하면 더 큰 시너지 효과를 낼 수 있다.

Yoga 소머리 자세 or 고무카아사나 변형 Gomukhasana Variation

1
무릎을 접고 앉아 엉덩이를 오른쪽으로 쓰러뜨려 앉는다.

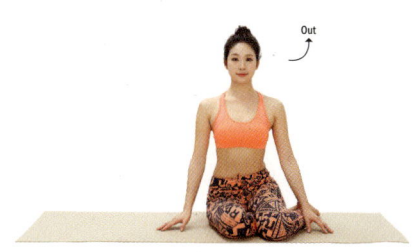

2
왼쪽 다리를 꺼내 오른쪽 허벅지 바깥쪽으로 꼬아준다. 양 무릎이 일직선이 되도록 완전하게 포개며 양발의 뒤꿈치가 벌어지지 않도록 양손으로 정확하게 잡아 고정시킨다(이 자세가 어렵다면 가능한 만큼만 무릎을 모은다. 한쪽 엉덩이가 바닥에서 많이 떠 불편할 때는 담요를 도톰하게 말아 깔고 실행한다).

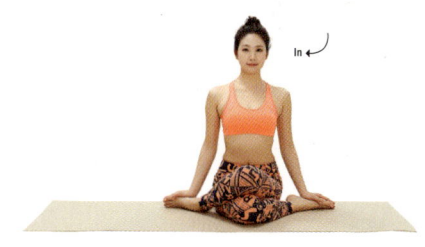

3
마시는 숨에 허리를 펴고 내쉬는 숨에 천천히 상체를 숙인다. 호흡과 함께 1분간 유지한다(왼쪽 엉덩이가 뜨지 않도록 양쪽 엉덩이에 무게를 여유 있게 실어준다). 제자리로 돌아와 반대쪽도 같은 방법으로 실행한다.

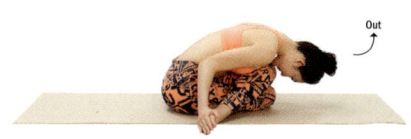

Point 난이도 ★★
전체 1세트 2회 반복

골반을 강하게 자극하여 부정적인 감정을 털어내고 쓸쓸하고 외로운 마음에 활력을 불어넣는 자세다. 처음에는 자극이 강하지만 호흡과 함께 함으로써 몸과 마음이 동시에 이완되고, 평온함을 느끼게 해준다. 에너지를 불어넣고 컨디션을 올려준다.

Yoga — 비둘기 자세 or 에카 파다 라자카포타아사나 Eka Pada Rajakapotasana

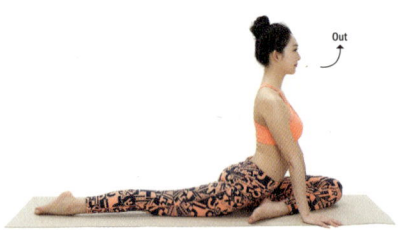

1

오른쪽 다리가 앞으로 오도록 양반다리로 앉은 다음 오른쪽 다리를 뒤로 길게 빼고 양손으로 바닥을 짚는다. 무릎을 펴고 발등으로 바닥을 지그시 누르며 발끝에 가볍게 힘을 주어 뒤로 뻗는다(거울을 보고 실행한다면, 정면에서 봤을 때 뒤로 뺀 오른쪽 다리가 보이지 않도록 안으로 넣는다).

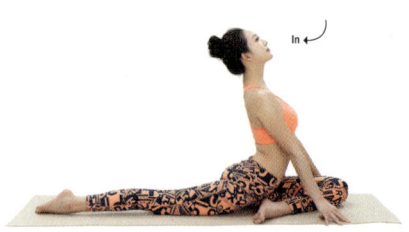

2

양 손바닥을 밀어내며 마시는 숨에 가슴을 들어 올려 시선은 하늘을 바라본다. 배꼽을 중심으로 무게를 싣는다(허리를 뒤로 꺾는다는 느낌이 아니라 가슴을 중심으로 앞으로 밀어내며 끌어 올린다).

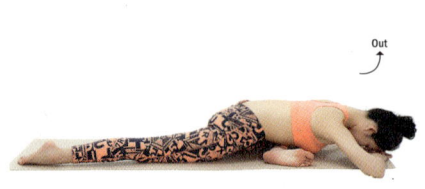

3

제자리로 돌아와 왼쪽 뒤꿈치를 앞으로 조금만 빼 발목을 당긴다. 내쉬는 숨에 상체를 바닥으로 숙인다. 체중은 뺀 다리 방향인 오른쪽으로 지그시 실어주며 상체에 긴장을 풀고, 잠시 호흡과 함께 1분간 유지한다(체중을 끊임없이 오른쪽으로 실어주며 깊게 호흡하고, 왼쪽 엉덩이 주변으로 자극과 이완을 동시에 느낀다).

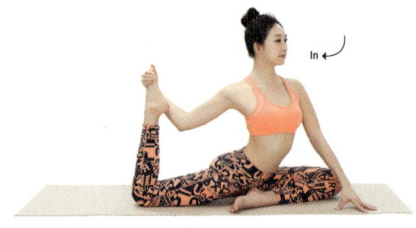

4

제자리로 돌아와 오른쪽 다리를 접고, 엉덩이 방향으로 가볍게 당긴다. 자세가 어렵다면 2번과 3번 자세를 반복하며 충분한 시간을 두고 수련한다.

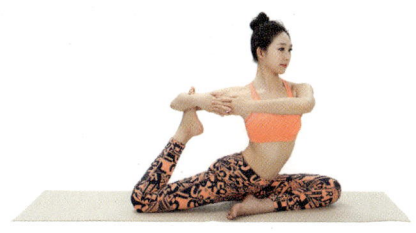

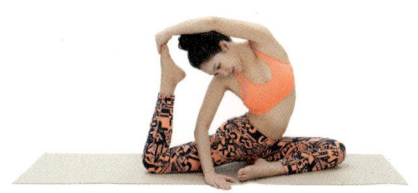

5

발등을 오른쪽 팔꿈치로 걸고 양손을 앞으로 깍지 낀다.

6

왼손으로 오른쪽 발끝을 잡고 머리를 천천히 집어 넣는다.

체중을 끊임없이 뒤로 보내며 어깨와 목의 긴장을 풀어준다. 어렵다면 뒤꿈치를 벽에 대고 체중을 뒤로 싣는 연습을 하면 훨씬 편안하다.

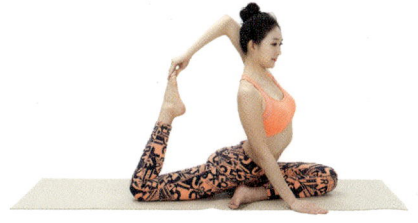

7

완전한 비둘기 자세를 만든 다음 호흡과 함께 1분 간 유지한다. 제자리로 돌아와 반대쪽도 같은 방법 으로 실행한다.
Tip. 7번은 수련이 오래 필요한 자세로 숙련이 될 때 까지 천천히 실행한다.

+ Recommend

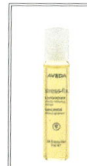

아베다
스트레스 픽스 컨센트레이트

클라리 세이지, 유기농 라벤더, 라반딘 향이 함유된 롤러볼 타입의 퓨어퓸 제품. 휴대가 간단해 긴장될 때마다 수시로 사용하면 좋다.

Point 난이도 ★★★
전체 1세트 2회 반복

쓸쓸하고 외로운 마음에 활력을 불어넣고 부정적인 감정을 털어낼 수 있게 도와준다. 깊은 호흡과 함께 실행함으로써 삶에 대한 자신감과 타인을 사랑하고 배려할 수 있는 마음을 가질 수 있도록 도와준다.

Case #7

무기력하고 의욕이 없을 때

목표를 향해 도전하고 노력했지만 좌절감만 맛보고 넘을 수 없는 벽에 부딪힌 듯할 때는 모든 것을 포기하고 싶은 생각이 든다. 이런 감정은 자신을 무기력하게 만들고, 오래 지속될 경우 자기 비하감이 심해지며 의욕 상실로 이어져 어떠한 도전도 시도하지 않을 수 있다. 이럴 때는 스스로를 방치하지 말고 적극적으로 마음의 문을 두드려야 한다.

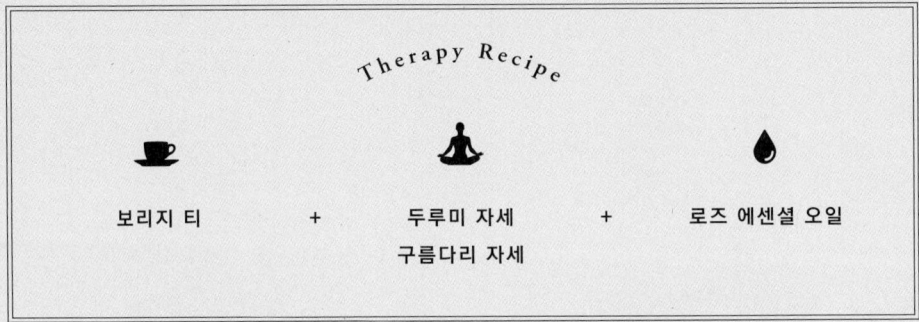

Therapy Recipe

보리지 티 + 두루미 자세 / 구름다리 자세 + 로즈 에센셜 오일

MIND

Tea 보리지 Borage

고대 유럽인들은 보리지가 행복을 증가시킨다고 믿었다. 십자군 원정 때는 출병하는 군인들의 쇠약한 심신에 용기와 안정을 주기 위해 술로 사용되었다. 또 17세기에는 스트레스와 우울증에 처방되기도 했다. 오늘날에는 보리지의 씨앗에 있는 감마리놀레산GLA 성분이 건강기능식품으로 많이 사용되고 있다. 칼륨, 칼슘이 풍부하고, 혈액을 맑게 해 강장제로도 효과적이며 아드레날린의 분비를 촉진시킨다.
Warning 간 관련 질환이 있는 사람은 복용을 금한다.

Oil 로즈 Rose

로즈 오일은 꽃을 증기 증류 또는 유기 용매법으로 추출하는데, 이때 로즈 워터도 함께 얻어진다. 달콤한 꽃과 꿀 향기가 특징으로 불가리아산을 최상급으로 여긴다. 장미 향은 무기력하고 의욕이 없는 심신에 활력을 불어넣고, 기쁨을 주는 강장제 역할을 한다. 여성 생식기를 위한 자궁 기능 강화제로 불임에도 도움을 준다. 피부를 부드럽게 만들어 로즈 워터와 함께 화장품의 성분으로 많이 사용된다.
Recommend 아로마 오일 호흡 마사지, 마사지, 건식 호흡, 목욕

Da Eun's Blending

베이스 오일   호호바 오일 5㎖ + 그레이프 시드 오일 5㎖
에센셜 오일   로즈 오일 3방울 + 파촐리 오일 1방울

⇒ 파촐리는 삶에 대한 열정을 불어넣고 에너지를 끌어 올리는 오일이다. 파촐리 오일을 로즈 오일과 블렌딩하면 달콤하면서도 묵직한 향이 난다. 무기력한 기분을 끌어 올리는 효능이 있으며 샤워 후 보디 오일로 사용하면 효과적이다.

Yoga 두루미 자세 or 우르드바 프라사리타 에카파다아사나 Urdhva Prasarita Ekapadasana

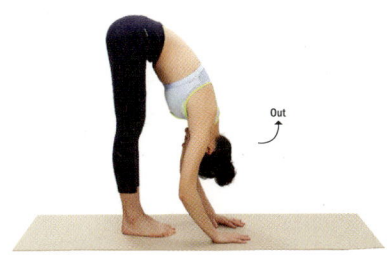

1

두 다리를 모아 내쉬는 숨에 상체를 바닥으로 숙인다.

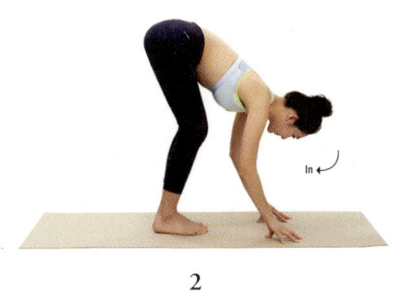

2

양 무릎을 가볍게 접고 양 손가락을 세워 조금 멀리 바닥을 짚는다.

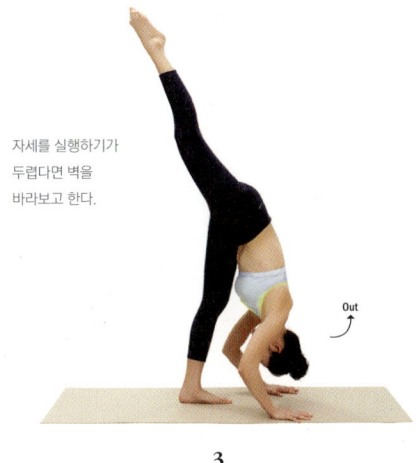

자세를 실행하기가
두렵다면 벽을
바라보고 한다.

3

천천히 내쉬는 숨에 오른쪽 다리를 완전히 뻗어 가능한 만큼 충분히 들어 올린다. 체중은 가볍게 앞으로 실어주며 턱을 끌어당겨 시선은 발끝을 바라본다. 호흡과 함께 30초간 유지하고 제자리로 돌아와 반대쪽도 같은 방법으로 실행한다(지탱하는 다리를 완전히 뻗어도 좋지만, 초보자나 무릎이 불편하다면 약간 접어서 실행한다. 한 발로 버티는 자세이기 때문에 최대한 집중해야 한다).

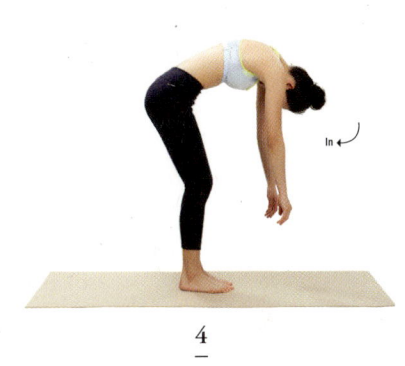

4

두 다리를 모으고 무릎을 가볍게 접은 상태로 몸을 동그랗게 말아 올라온다.

Point 난이도 ★★
전체 1세트 2회 반복

무기력함을 없애고 용기를 주는 자세다. 골반의 움직임을 원활하게 하고, 뻐근하고 묵직한 하체를 충분하게 늘려 피로감을 없앤다. 동시에 활력과 에너지를 상승시킨다.

Yoga 구름다리 자세 or 우르드바 다누라아사나 Urdhva Dhanurasana

1

바닥에 누운 상태에서 무릎을 접어 골반 너비로 벌리고, 양손 끝이 어깨를 향하도록 팔꿈치를 접어놓는다. 이때 손바닥이 뜨면 충분히 연습한 후 다음 동작으로 넘어간다.

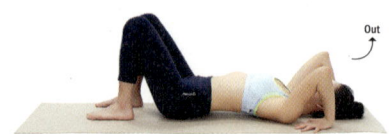

2

마시는 숨에 천천히 엉덩이를 들어 올린다. 팔꿈치가 벌어지지 않도록 주의한다.

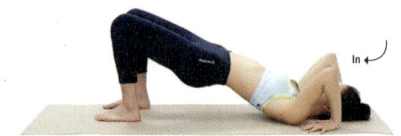

손목이나 허리가 약하거나
불편한 사람은 조심해서
실행하거나 무리하지 않는다.

3

내쉬는 숨에 양 손바닥을 밀어내며 머리를 바싹 들어 정수리를 바닥으로 내려놓는다. 팔꿈치가 벌어지지 않도록 주의하며 머리를 끌어오는 일이 없도록 한다(3번까지 충분히 연습한 후 다음 단계로 넘어간다).

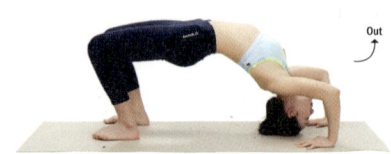

4
천천히 팔꿈치를 펴서 상체를 하늘 위로 들어 올린다. 시선은 반드시 바닥을 향한다.

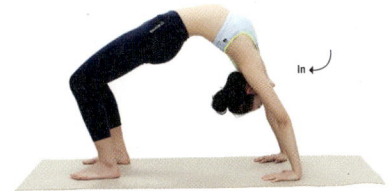

5
체중을 상체 방향으로 실어 팔, 다리를 가능한 만큼 펴고 자세를 유지한다. 시선은 반드시 바닥을 바라보며 호흡과 함께 10초간 유지한다.

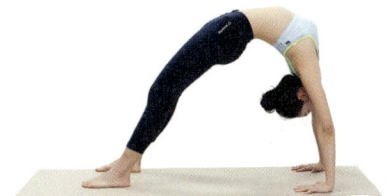

6
천천히 제자리로 돌아온다. 팔꿈치를 접고, 머리를 내려놓은 다음 엉덩이를 바닥에 놓는다.

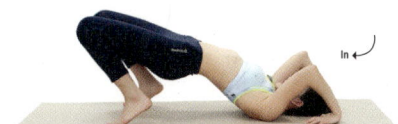

7
완전히 내려와 무릎을 끌어안고 잠시 호흡한다.

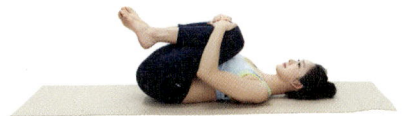

Point   난이도 ★★★   움츠러진 몸을 활짝 펴고 열어준다. 가슴과 어깨, 척추가 바로 펴지며 자신감을 심어준다.
전체 1세트 2회 반복   굉장히 활력이 넘치는 자세로 에너지가 상승되며 기분이 좋아진다.

Case #8

생각과 걱정이 많을 때

우리는 크고 작은 생각과 걱정 속에서 살아간다. 그런 생각을 대수롭지 않게 훌훌 털어버리는 사람도 있지만 일어나지도 않은 일까지 미리 걱정을 키우는 사람도 있다. 생각과 걱정이 많은 사람은 신경이 예민해지기 쉽고 심하면 불면증이 생길 수도 있다. 지나친 걱정과 근심으로 일상의 행복과 자신에게 주어진 기회를 놓치지 않도록 편한 마음을 갖는 것이 중요하다.

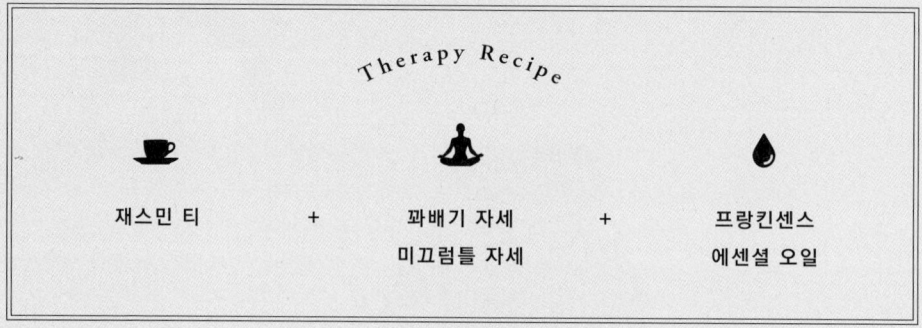

Tea 재스민 Jasmine

재스민 티는 '말리화'라 불리는 아라비안 재스민을 주로 사용한다. 우롱차 잎에 건조시킨 재스민 꽃잎을 섞어 향을 스며들게 한 뒤, 꽃잎을 없애고 마신다. 재스민 차는 100% 재스민 꽃잎으로 만드는 것이 아니라 소량만 섞어도 향이 진하고 달콤하다. 이 향은 기분을 밝고 긍정적으로 만들어주며 쓸데없는 근심과 걱정을 하지 않도록 도와준다. 진정 효과와 심신 강장에도 효능이 있으며 소화기 장애를 개선한다.

Oil 프랑킨센스 Frankincense

유향으로 불리는 프랑킨센스는 고대 시민들의 종교 의식에 많이 쓰인 중요한 원료이다. 레몬 향이 감도는 깊고 진한 나무 향이 특징으로 잡념을 없애줘서 명상을 할 때 샌들우드와 함께 많이 사용된다. 흩어진 기를 모으고 흥분, 불안, 불면, 스트레스를 해소하는 데 도움이 된다. 호흡기 증상의 치료에 많이 사용되며 건조한 피부, 흉터, 상처, 주름에 효과적이라 화장품의 성분으로 주목받고 있다.
Warining 자궁에 강한 에너지를 주는 것으로 알려져 임산부는 사용을 금한다.
Recommend 아로마 오일 호흡 마사지, 마사지, 건식 호흡, 발향

Da Eun's Blending

베이스 오일	호호바 오일 5㎖ + 살구씨 오일 5㎖
에센셜 오일	프랑킨센스 오일 3방울 + 퍼 오일 1방울

⇒ 침엽수 계열의 퍼 오일은 스트레스를 해소하고 정신을 맑게 해주는 효과가 있다. 프랑킨센스 오일과 함께 블렌딩함으로써 에너지의 깊이를 더해준다. 복잡한 생각과 걱정에서 잠시 벗어나 온전한 휴식을 취할 수 있다.

Yoga 꽈배기 자세

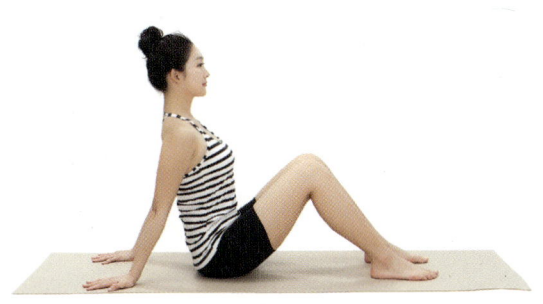

1

바르게 앉아 양 무릎을 세워 골반 너비로 벌린다. 양손은 어깨 너비로 벌려 엉덩이에서 한 뼘 뒤를 짚는다. 손끝은 바깥쪽을 향하도록 한다.

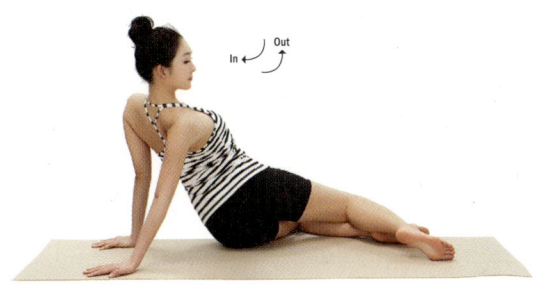

2

마시고 내쉬는 숨에 양 무릎을 오른쪽으로 쓰러뜨리며 상체를 왼쪽으로 비튼다. 시선은 자연스럽게 왼쪽을 따라간다. 반대쪽도 같은 방법으로 실행하며 호흡과 함께 좌우 1세트로 3회 반복한다.

Point 난이도 ★ 전체 1세트 2회 반복

몸과 마음의 스트레스를 해소하고 기분을 좋게 만드는 자세다. 닫힌 마음의 문을 열어 잡념을 없애고, 밝고 행복한 에너지를 받을 수 있도록 도와준다. 깊은 호흡과 함께 반복함으로써 온몸 구석구석 세포들을 건강하게 깨운다.

Yoga   미끄럼틀 자세 or **푸르보타나아사나** Purvottanasana

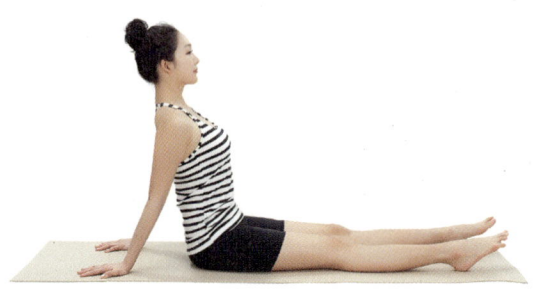

1

두 다리를 펴고 바르게 앉아 다리를 골반 너비로 벌린다. 발등을 완전히 뻗고 양손은 어깨 너비로 벌려 손끝이 뒤쪽을 향하도록 바닥에 놓는다. 가슴과 어깨는 활짝 열어준다.

생각보다 어려운 자세다. 최대한 발끝을 뻗어 발바닥이 바닥에서 떨어지지 않도록 하며, 어깨와 손목에 무리가 가지 않도록 엉덩이와 가슴을 하늘 위로 바싹 들어 올린다.

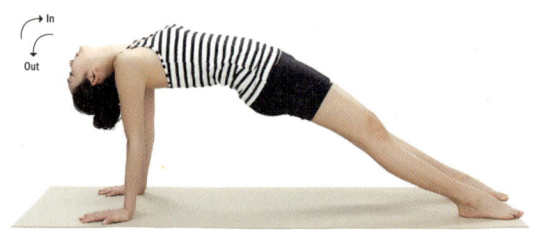

2

마시고 내쉬는 숨에 엉덩이와 가슴을 하늘 위로 들어 올린다. 목은 힘을 빼고 눈은 감는다. 호흡과 함께 15초간 유지한다(초보자는 무릎을 접고 실행한다).

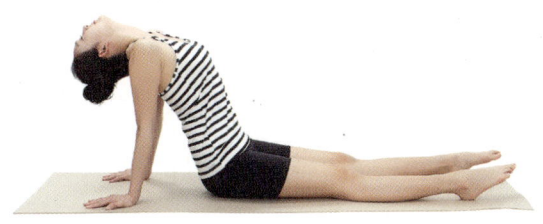

3

제자리로 돌아온다. 이때 반드시 엉덩이, 가슴, 머리 순으로 천천히 내려온다. 호흡과 함께 한 번 더 실행한다.

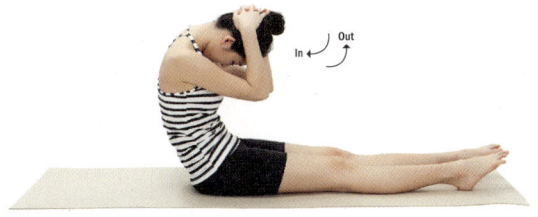

4

양손을 머리 뒤로 깍지 끼고 마시고 내쉬는 숨에 가볍게 눌러주며 몸을 동그랗게 말아준다.

***

Point 난이도 ★★
전체 1세트 2회 반복

잡념이 없어지고 집중력이 높아진다. 머리가 맑아져 활력이 솟고 기분이 좋아진다. 부정적이었던 마음이 긍정적으로 바뀔 수 있는 자세다.

Case #9

지나치게 흥분될 때

습관적으로 흥분을 잘하는 사람도 있지만 감수성이 예민한 경우 흥분하기 쉽다. 흥분을 하면 심장이 빨리 뛰고, 손에 식은땀이 나며, 주변을 인식하는 판단력이 흐려진다. 때로는 횡설수설하거나 자신의 생각과 다르게 행동하기도 한다. 흥분을 조절하고 상황을 극복하려면, 평소 심신 이완법과 스스로를 통제할 수 있는 자신만의 방법을 알아두는 것이 좋다.

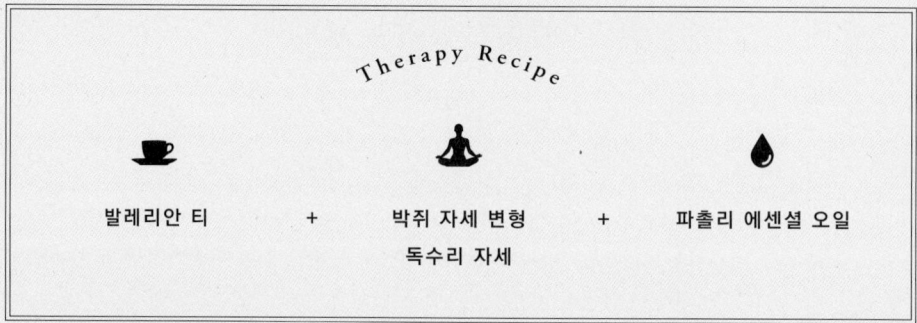

Therapy Recipe

발레리안 티 + 박쥐 자세 변형 독수리 자세 + 파촐리 에센셜 오일

Tea 발레리안 Valerian

발레리안의 식물명은 '건강해지다'라는 의미의 라틴어 'Valere'에서 유래했다. 그만큼 강한 약리 작용을 하는데 수천 년 동안 진정제와 완화제로 사용되었으며, 강한 진정 효과가 있다. 발레리안 차는 젖은 흙을 연상시키는 향이 나며, 약간 쓴맛이 특징이다. 화를 가라앉히고 심신을 이완시키며, 스트레스를 해소하고 화로 인한 수면 장애에 효과적이다.
Warining 장기 복용과 임산부의 복용을 금한다. 체질에 따라 두통을 유발할 수 있다.

Oil 파촐리 Patchouli

꿀풀과Lamiaceae로 발효된 잎을 증기 증류법으로 오일을 추출한다. 비에 젖은 흙을 연상시키는 깊고 그윽한 향이 난다. 정신적으로 과도하게 활동하거나 긴장되고 흥분했을 때 심신을 안정시키는 효과가 있으며 스트레스와 관련된 증상에 유용하다. 피부 재생과 소독 및 보습 작용도 뛰어나 피부 마사지에 자주 쓰인다.
Recommend 아로마 오일 호흡 마사지, 마사지, 건식 호흡, 목욕

Da Eun's Blending

베이스 오일   호호바 오일 5㎖ + 살구씨 오일 5㎖
에센셜 오일   파촐리 오일 1방울 + 자몽 오일 3방울

흙을 연상시키는 향의 파촐리 오일에 자몽 오일을 블렌딩하면 묵직한 향 사이로 신선한 느낌이 들어 새롭다. 심신을 차분하게 하면서 기분 좋은 에너지를 만들어 준다. 샤워 후 보디 오일로 사용해도 효과적이다.

Yoga 박쥐 자세 변형

1

오른쪽 다리가 앞으로 오도록 양반다리로 앉는다.
오른쪽 다리를 옆으로 뻗고 가능한 만큼 벌린다
Tip. 엉덩이가 많이 뜬다면 엉덩이 아래 담요를 도톰하게 깔아준다.

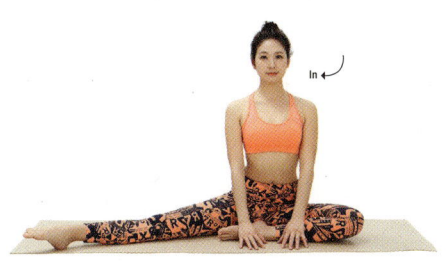

2

양 손바닥을 짚고 마시는 숨에 허리를 펴고, 내쉬는 숨에 상체를 오른쪽으로 떨어뜨린다. 목과 어깨에 힘을 빼고 호흡과 함께 30초간 유지한다.

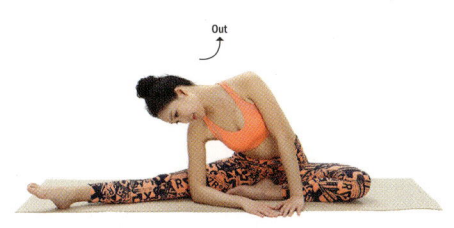

3

제자리로 돌아와 오른손은 오른쪽 무릎을 짚고 왼손은 하늘 위로 들어 올린다.

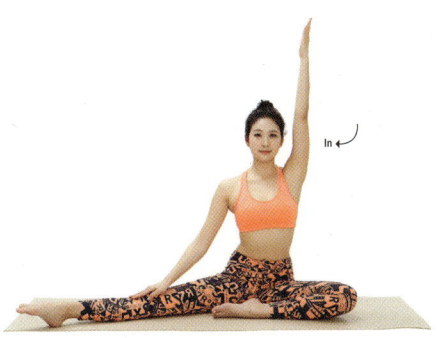

4

마시는 숨에 허리를 펴고, 내쉬는 숨에 오른손은 오른쪽 다리를 타고 내려가며 상체를 오른쪽으로 깊게 기울인다. 상체가 앞쪽으로 굽어지지 않도록 주의하며 시선은 바닥을 바라본다. 호흡과 함께 자세를 1분간 유지한다.

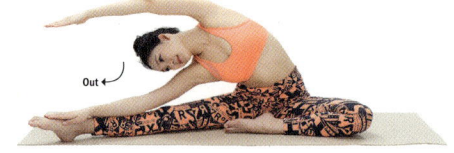

5

자세를 유지한 상태로 왼손을 오른쪽 다리 앞으로 바닥을 짚고, 체중을 완전히 왼쪽으로 실어준다. 엉덩이가 많이 떠도 상관없으니 체중을 깊게 실어주는 것이 중요하다. 목에 힘을 빼고 호흡과 함께 1분간 유지한다. 제자리로 돌아와 반대쪽도 같은 방법으로 실행한다.

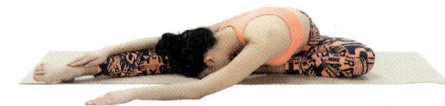

Point 난이도 ★★
전체 1세트 2회 반복

골반을 열어주는 동작을 함으로써 부정적인 감정을 해소하고, 스트레스 받은 심신을 이완시킨다. 자극과 이완이 반복되면서 마음이 차분해지고 정신을 바로잡아준다. 반드시 호흡과 함께 반복하며 최대한 동작을 깊게 실행한다.

Yoga 독수리 자세 or 가루다아사나 Garudasana

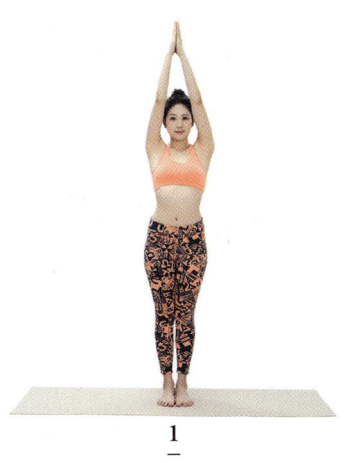

1

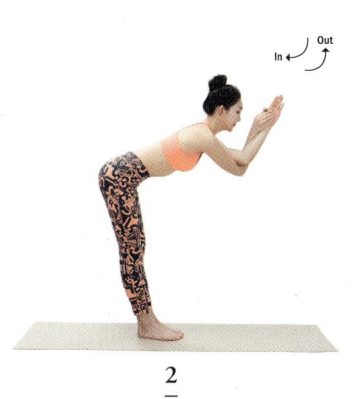

2

두 다리를 모으고 바르게 서서 양손을 하늘 위로 뻗어 합장한다.

마시고 내쉬는 숨에 상체를 숙여 오른쪽 팔이 아래로 향하도록 두 팔을 꼬아준다. 어깨를 낮추고, 팔꿈치를 가슴과 멀어지게끔 지그시 밀어준다(팔을 꼬는 게 어렵다면 가능한 만큼만 실행하거나 양쪽 어깨를 감싼다).

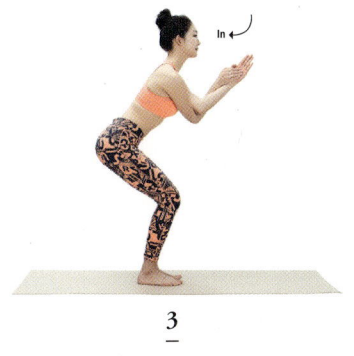

3

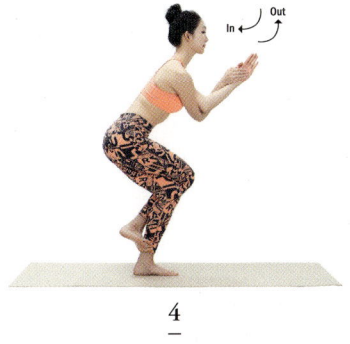

4

뒤에 의자가 있는 것처럼 무릎을 접는다. 엉덩이는 가볍게 뒤로 밀어내며 상체를 숙인 상태로 허리를 편다.

마시고 내쉬는 숨에 오른쪽 다리가 왼쪽 허벅지 위로 올라가도록 다리를 꼬아준다. 턱을 끌어당기고 시선은 저 멀리 바다 한곳을 바라보며 호흡과 함께 1분간 자세를 유지한다. 제자리로 돌아와 반대쪽도 같은 방법으로 실행한다.

Point 난이도 ★★ 전체 1세트 2회 반복 박쥐 자세의 변형이 골반을 열어준다면, 독수리 자세는 골반을 닫아준다. 골반의 이완과 자극은 스트레스를 풀고 흥분, 화, 짜증 같은 부정적인 감정을 해소시키는 데 도움이 된다.

Case #10

주의가 산만할 때

집중을 해야 하지만 금세 주의가 산만해지는 것은 고민이나 생각이 많거나 불안을 느끼는 것일수도 있다. 최근에는 스마트폰, 인터넷 등의 디지털 기기로 인해 집중력이 흐트러지기도 한다. 의식적으로 집중력을 높이려면 주변 분위기를 환기시키는 것이 도움이 된다.

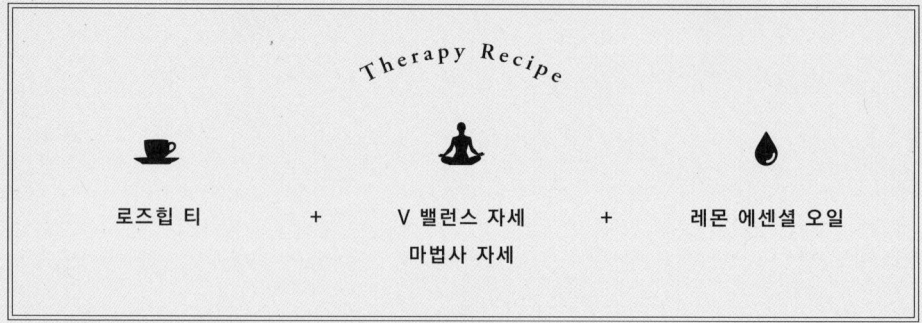

Therapy Recipe

로즈힙 티 + V 밸런스 자세 / 마법사 자세 + 레몬 에센셜 오일

MIND

Tea 로즈힙 Rosehip

로즈힙을 우린 티는 향은 달콤하고 맛은 새콤달콤하다. 생각과 걱정이 많을 때 마시면 기분을 산뜻하게 만들어 정신을 맑게 해준다. 특히 로즈힙에는 비타민C가 풍부해 감기를 예방하고 몸의 활력을 높여주며 불면증 개선에 효과적이다. 로즈힙은 아로마 테라피의 베이스 오일로도 많이 사용되는데 노화, 튼 살, 상처, 흉터 등의 피부 미용에 효과적이다.

Oil 레몬 Lemon

비타민 A·B·C를 다량 함유한 레몬은 스페인을 비롯한 유럽에서는 감염 관련 질병의 만병치료제처럼 사용되어 왔다. 가볍고 신선하며 달콤한 향을 가졌으며 스트레스를 완화하고 정신을 맑게 만들어준다. 혈관을 강화하고 감기, 인플루엔자, 기관지염 등에 유용하다. 수렴 효과가 있어 피지 생성을 막아주고, 셀룰라이트의 치료에도 사용된다.
Warning 민감한 피부에는 자극이 일어날 수 있다. 광독성이 있으므로 피부에 발랐을 때는 바로 햇볕을 쬐지 않는다.
Recommend 아로마 오일 호흡 마사지, 건식 호흡, 발향

Da Eun's Choice

자주 주의가 산만하고 집중력이 떨어진다면 레몬 오일을 가지고 다니자. 뚜껑을 열어 직접 흡입해도 좋고, 마른 티슈에 3~4방울 떨어뜨려 코 가까이 대고 깊게 들이마셔도 좋다. 졸음이 깨면서 정신이 맑아져 집중력이 높아지고 업무의 효율성도 크게 증가할 것이다. 레몬 오일을 이용한 제품을 활용해도 좋다.

Yoga V 밸런스 자세 or 우바야 파당구스타아사나 Ubhaya Padangusthasana

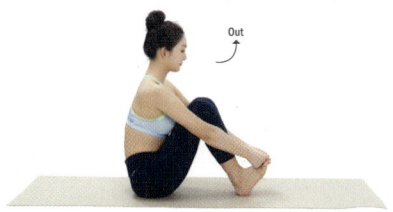

1

바르게 앉아 허리를 펴고 무릎을 세운 다음 양손, 엄지와 검지, 중지로 갈고리를 만들어 엄지발가락을 단단히 잡는다.

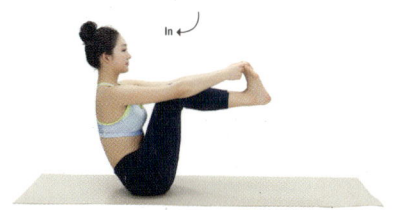

2

두 다리를 가볍게 띄우고, 체중을 뒤로 실으며 무릎을 들어 올려 90도로 만든다. 호흡과 함께 자세를 유지하며 중심을 정확하게 잡아준다.

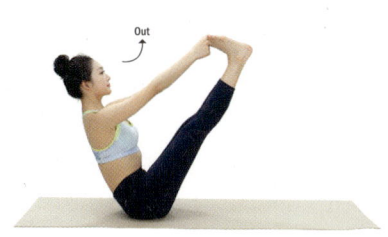

3

몸이 흔들리지 않는 상태로 천천히 무릎과 팔꿈치를 가능한 만큼 뻗는다.

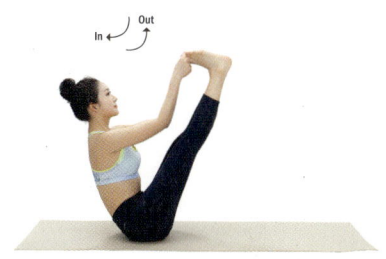

4

마시고 내쉬는 숨에 팔꿈치를 접어 몸 쪽으로 최대한 당긴다. 턱을 끌어당기고 호흡과 함께 1분간 자세를 유지한다.

Tip. 초보자는 가능한 만큼 실행하며 자세가 어려우면 수건을 활용한다.

Point 난이도 ★★ 전체 1세트 2회 반복

근력과 유연성의 밸런스, 몸과 마음의 밸런스를 잡아주는 자세로 집중력을 높이고 잡념을 없애는 데 도움이 된다. 머리가 맑아지고 에너지를 끌어모은다. 반드시 호흡과 함께 실행한다.

Yoga 마법사 자세

1

두 다리를 모으고 바르게 선다. 오른쪽 무릎을 접어 양손으로 잡고, 발등을 왼쪽 허벅지 깊숙이 기댄다. 왼쪽 손은 오른쪽 발등을 단단히 잡아 고정시키고, 오른손은 오른쪽 허벅지를 지그시 누르며 중심을 잡고 잠시 유지한다.

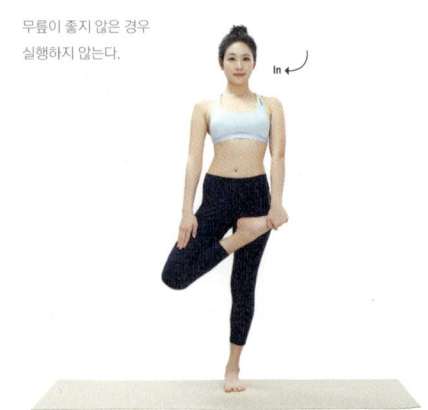

무릎이 좋지 않은 경우 실행하지 않는다.

2

천천히 왼쪽 무릎을 접으며 상체를 숙이고 양손을 세워 바닥을 짚는다. 양손으로 바닥을 짚은 상태에서 다리를 가능한 만큼 펴고 잠시 호흡을 유지한다.

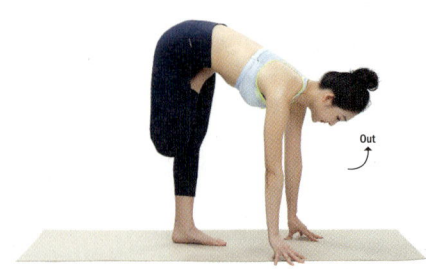

3

무릎을 접고 완전히 내려가 왼쪽 뒤꿈치를 들어 회음부 주변에 기댄다. 양손 끝을 바닥에 댄 상태로 중심을 잡는다. 이때 오른쪽 무릎이 바닥을 향해 내려가지 않도록 주의한다.

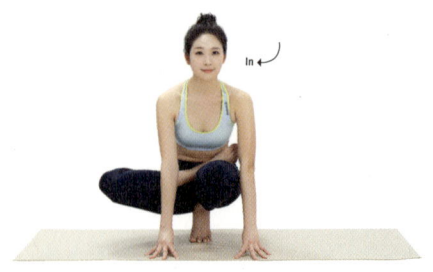

4

중심을 잡고, 가능하다면 양손을 바닥에서 떼어 합장한다. 최대한 집중하며 호흡과 함께 10초간 유지한다.

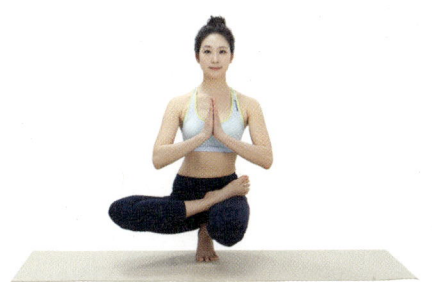

5

양손은 바닥을 짚고 오른쪽 다리를 바닥으로 풀어준다. 두 다리를 모은 상태로 바닥을 짚고 무릎을 펴 상체를 숙인다. 목은 힘을 빼고 체중은 앞으로 가볍게 실어준다. 마시는 숨에 무릎을 가볍게 접고, 몸을 동그랗게 말아서 올라온다. 반대쪽도 같은 방법으로 실행한다.

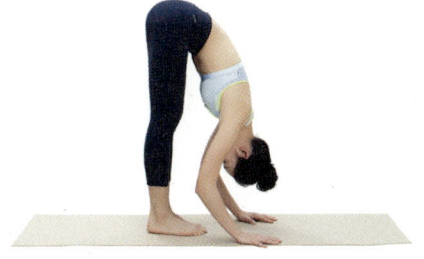

Point 난이도 ★★★ 짧은 시간에 집중력을 최대치로 높여주는 자세다. 최대한 깊은 호흡과 함께 동작을 실
전체 1세트 2회 반복 행한다.

Office Stretching

직장인을 위한 의자 스트레칭

사무실에서 근무하는 직장인들은 대부분의 시간을 앉아서 보낸다. 이렇게 장시간 앉아서 일을 하면 목, 어깨, 손목, 등, 허리 등 뻐근하지 않은 곳이 없고 하체도 무거워 금세 피곤해진다. 실제로 오래 앉아 있는 습관은 복부 비만, 대사증후군, 변비, 심혈관 질환, 하지정맥류와도 관련이 있다. 틈틈이 자주 일어나서 움직이는 습관을 들이고, 앉아 있을 때도 몸을 늘리고 이완시키는 스트레칭을 자주 하는 것이 좋다.

―― 앉아서 하는 상체 이완 자세 ――

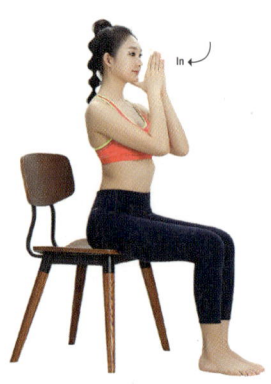

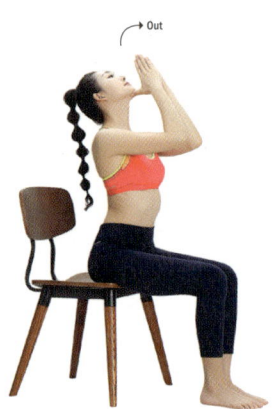

1

의자 끝에 허리를 펴고 걸터앉은 다음, 양손을 모으고 엄지를 턱 아래에 걸어준다.

2

마시는 숨에 허리를 펴고, 내쉬는 숨에 엄지로 턱을 가볍게 밀어 올린다. 마시는 숨에 제자리로 돌아와 다시 한 번 반복한다.

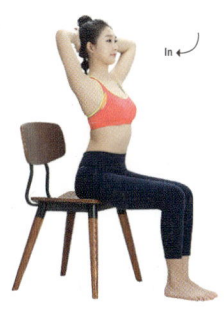

3

양손을 머리 뒤에서 깍지 낀다.

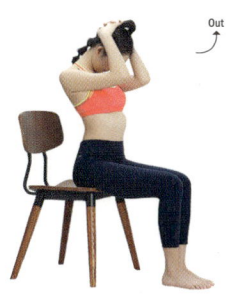

4

마시고 내쉬는 숨에 손에 무게를 실어 턱을 쇄골뼈 방향으로 지그시 누른다. 마시는 숨에 제자리로 돌아와 다시 한 번 반복한다.

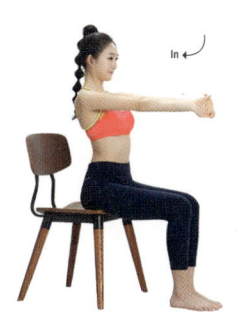

5

양손을 깍지 껴서 앞으로 뻗는다.

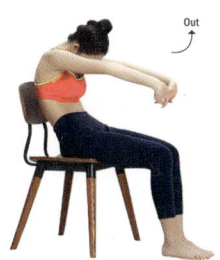

6

마시는 숨에 허리를 펴고 내쉬는 숨에 몸을 동그랗게 말아 팔을 안에서 바깥쪽으로 밀어내며 기지개를 켠다. 제자리로 돌아와 호흡과 함께 2회 더 반복한다(이때 팔을 지그시 눌러 바닥 쪽을 향하게 한다).

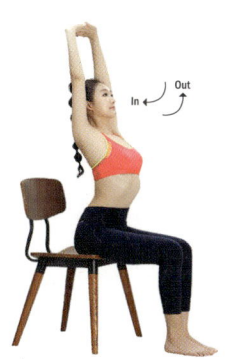

7

그대로 위쪽으로 기지개를 켰다가 다시 제자리로 돌아온다.

Point　전체 1세트 2회 반복　　오랜 컴퓨터 작업으로 뻐근해진 목, 어깨뿐 아니라 상체의 피로까지 풀어주는 자세다. 잠깐만 실행해도 스트레스가 풀리고 졸음을 쫓아내며 집중력이 높아진다. 반드시 호흡과 함께 실행하며 최대한 길고 깊게 이완과 자극을 느껴보자.

앉아서 하는 하체 이완 자세

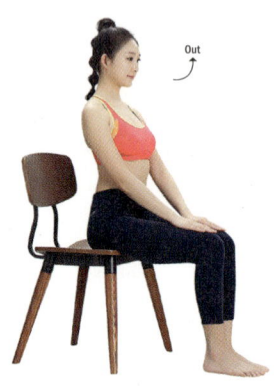

1
의자 끝에 허리를 펴고 걸터앉는다.

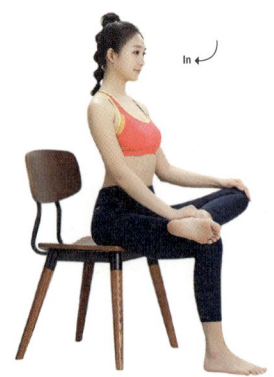

2
왼쪽 발목을 오른쪽 무릎 위로 올리고 양손은 왼쪽 무릎과 발목을 가볍게 잡는다.

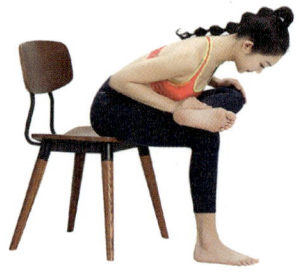

3
마시는 숨에 허리를 펴고 내쉬는 숨에 상체를 숙인다. 호흡과 함께 30초간 유지한다. 제자리로 돌아와 반대쪽도 같은 방법으로 실행한다(턱을 끌어당겨 시선은 바닥을 바라보며 목과 어깨의 긴장을 풀어준다).

Point 전체 1세트 2회 반복   골반과 하체를 이완시키는 자세다. 피곤하고 무거운 하체를 풀어주고 피로를 줄여준다. 하체의 순환을 돕고 편안하게 함으로써 집중력과 업무 효율성을 높인다.

앉아서 하는 전신 이완 자세

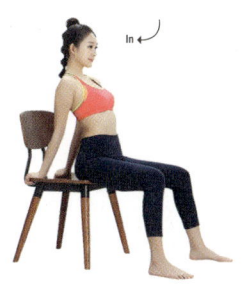
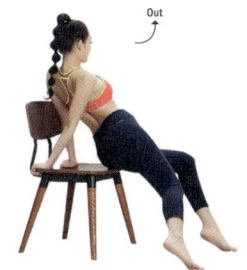
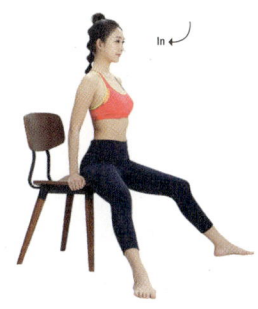

1
의자 끝에 허리를 펴고 걸터앉는다. 양손은 의자 뒤를 잡고 두 다리는 골반 너비로 벌린다.

2
마시는 숨에 가슴을 들어 올리고, 내쉬는 숨에 무릎을 왼쪽으로 쓰러뜨리며 몸통을 왼쪽으로 비튼다. 이때 시선은 자연스럽게 왼쪽으로 따라간다. 호흡과 함께 10초간 유지한다. 제자리로 돌아와 반대쪽도 같은 방법으로 실행하며 한 번 더 반복한다(팔꿈치가 굽어지지 않도록 주의하며 발끝을 세워 내쉬는 숨마다 바닥을 가볍게 밀어준다).

3
제자리로 돌아와 두 다리를 앞으로 가능한 만큼 뻗어 벌린다.

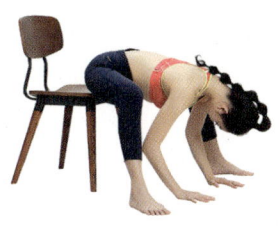
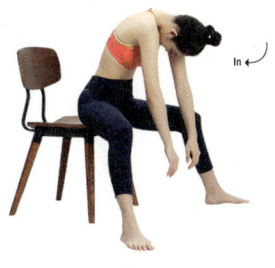

4
마시고 내쉬는 숨에 상체를 다리와 다리 사이로 떨어뜨리고 잠시 호흡한다. 목과 어깨, 팔의 긴장을 완전히 푼다. 호흡과 함께 30초간 유지한다.

5
몸을 동그랗게 말고 제자리로 돌아온다.

Point   전체 1세트 2회 반복   뻐근하고 묵직한 전신을 풀어주는 자세다. 나른함을 없애고 집중력을 높이며 몸의 활력과 에너지를 높여준다. 반드시 호흡과 함께 실행한다.

서서 하는 전신 이완 자세

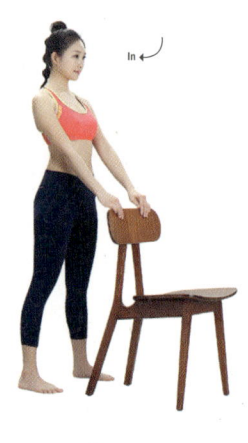

1

의자 뒤에 선다. 양손으로 의자를 가볍게 잡고 두 다리는 골반 너비로 벌린다.

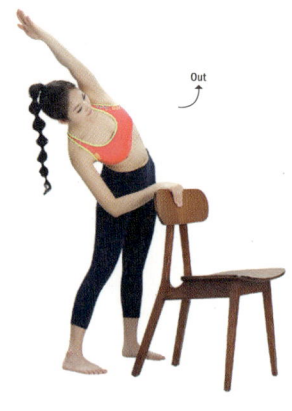

2

왼손을 하늘 위로 뻗고, 내쉬는 숨에 골반을 왼쪽으로 밀어내며 상체를 오른쪽으로 기울인다. 호흡과 함께 20초간 유지한다. 제자리로 돌아와 반대쪽도 같은 방법으로 실행한다. 한 번씩 더 반복한다.

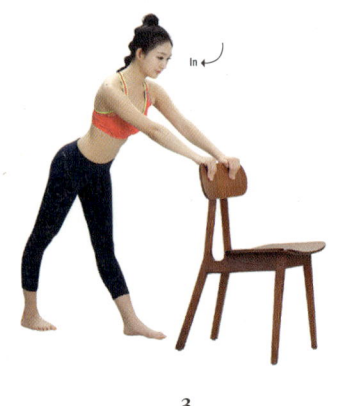

3

의자를 잡은 채 조금 더 뒤쪽으로 멀리 서서 오른쪽 다리를 가볍게 뒤로 보낸다.

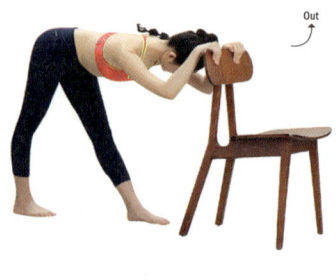

4

마시는 숨에 허리를 펴고, 내쉬는 숨에 팔꿈치를 가볍게 접으며 상체를 바닥으로 숙인다. 시선은 바닥을 바라보며 호흡과 함께 20초간 유지한다. 제자리로 돌아와 반대쪽도 같은 방법으로 실행한다(골반이 한쪽으로 올라가지 않도록 주의하며 다리는 가능한 만큼만 편다).

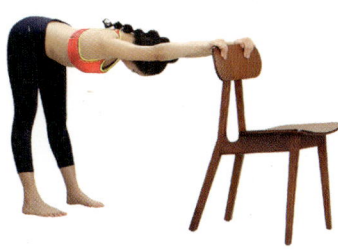

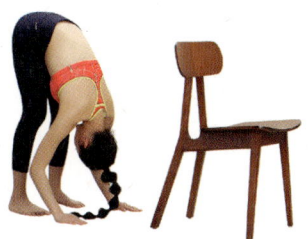

5

두 다리를 골반 너비로 벌린 상태에서 마시고 내쉬는 숨에 상체를 바닥으로 숙인다. 가능하면 허리가 굽어지지 않게 길게 편다. 호흡과 함께 20초간 유지한다.

6

양손을 의자에서 떼고 상체를 완전히 떨어뜨린다. 무릎은 가볍게 접고 체중은 앞으로 실어주며 목과 어깨에 긴장을 풀고 호흡과 함께 20초간 유지한다.

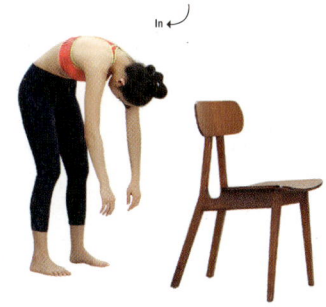

7

몸을 동그랗게 말면서 올라온다.

Point **전체 1세트 2회 반복** 　전신을 늘리고 이완시키는 자세다. 지치고 뻐근한 몸을 깨우고 에너지를 끌어 모아준다. 신체의 활력을 높이며 컨디션을 상승시킨다.

Weekly Program

하루 10분, 스트레스를 날리는 일주일 프로그램

Monday   나무 자세 + 코브라 자세 + 고양이 자세 + 엎드려 하는 비틀기 자세

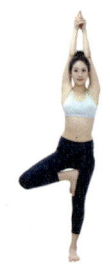 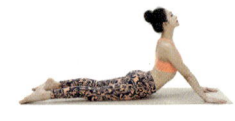 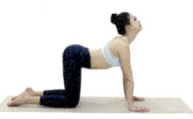 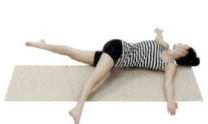

64page
Case #4
긴장되고 초조할 때

61page
Case #3
우울할 때

51page
Case #1
스트레스가 심할 때

55page
Case #2
마음이 불안할 때

MIND

Tuesday   낙타 자세 변형 + 해초 자세 + 독수리 자세

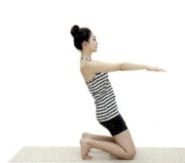 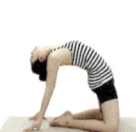 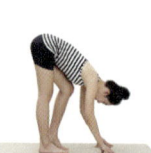 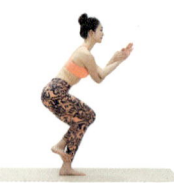

56page
Case #2
마음이 불안할 때

67page
Case #5
화가 나고 짜증날 때

85page
Case #9
지나치게 흥분될 때

Wednesday   강아지 자세 + 미끄럼틀 자세 + 막대기 자세

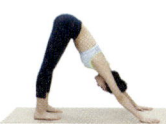 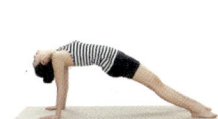 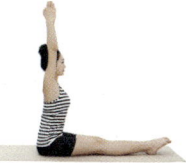 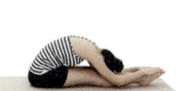

52page
Case #1
스트레스가 심할 때

80page
Case #8
생각과 걱정이 많을 때

69page
Case #5
화가 나고 짜증날 때

Thursday   캣 우먼 자세 + V 밸런스 자세 + 꽈배기 자세

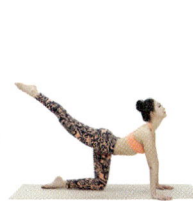 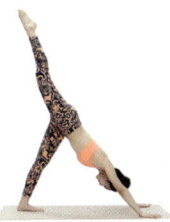 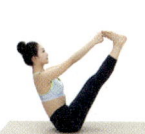 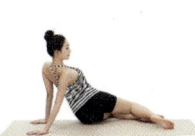

59page
Case #3
우울할 때

87page
Case #10
주의가 산만할 때

79page
Case #8
생각과 걱정이 많을 때

Friday　　부메랑 자세 + 두루미 자세 + 마법사 자세

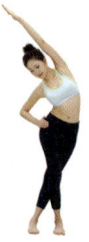 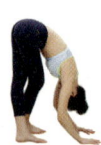 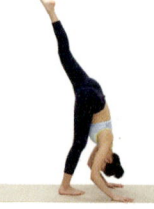 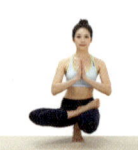

63page
Case #4
긴장되고 초조할 때

75page
Case #7
무기력하고
의욕이 없을 때

88page
Case #10
주의가 산만할 때

MIND

Saturday　　박쥐 자세 변형 + 비둘기 자세

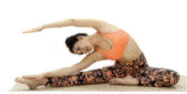 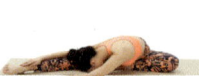 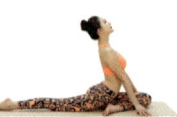 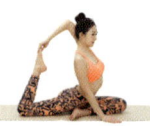

83page
Case #9
지나치게 흥분될 때

72page
Case #6
쓸쓸하고 외로울 때

Sunday 소머리 자세 + 강아지 자세 + 구름다리 자세

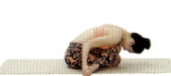 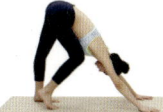 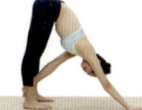 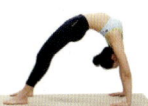

71page
Case #6
쓸쓸하고 외로울 때

52page
Case #1
스트레스가 심할 때

76page
Case #7
무기력하고
의욕이 없을 때

INNER PEACE YOGA
MIND

초판 1쇄 발행	2015년 9월 5일
지은이	송다은
발행인	서영택
본부장	김장환
편집인	박선영
책임편집	박정현
사진	류창현(Studio 707)
동영상	서정민, 김승재(P.325 스튜디오)
의상협찬	리복(reebok)
제품협찬	아베다(AVEDA)
장소협찬	사우스케이프SPA&SUITE
헤어·메이크업	선엽·혜림(재클린)
스타일링	이윤정(목 커뮤니케이션)
디자인	스튜디오 고민
교정교열	홍주연
마케팅	이승아
제작	류정옥
임프린트	웅진리빙하우스
주소	경기도 파주시 회동길 20
주문전화	02-3670-1021, 1173, 1595
팩스	02-747-1239
문의전화	02-3670-1035(편집), 02-3670-1023(마케팅)
발행처	(주)웅진씽크빅
출판신고	1980년 3월 29일 제406-2007-00046호

ⓒ송다은, 2015
ISBN 978-89-01-20518-2 14510

웅진리빙하우스는 (주)웅진씽크빅 단행본사업본부의 임프린트입니다.
이 책은 저작권법에 따라 보호받는 저작물이므로 무단 전재와 무단 복제를 금지하며,
이 책의 전부 또는 일부를 이용하려면 반드시 저작권자와 (주)웅진씽크빅의 서면동의를 받아야 합니다.
이 도서의 국립중앙도서관 출판시도서목록(CIP)은 서지정보유통지원시스템 홈페이지(http://seoji.nl.go.kr)와
국가자료공동목록시스템(http://www.nl.go.kr/kolisnet)에서 이용하실 수 있습니다.(CIP제어번호: CIP2015023529)

*잘못된 책은 구입처에서 바꾸어 드립니다.
*책값은 표지에 있습니다.

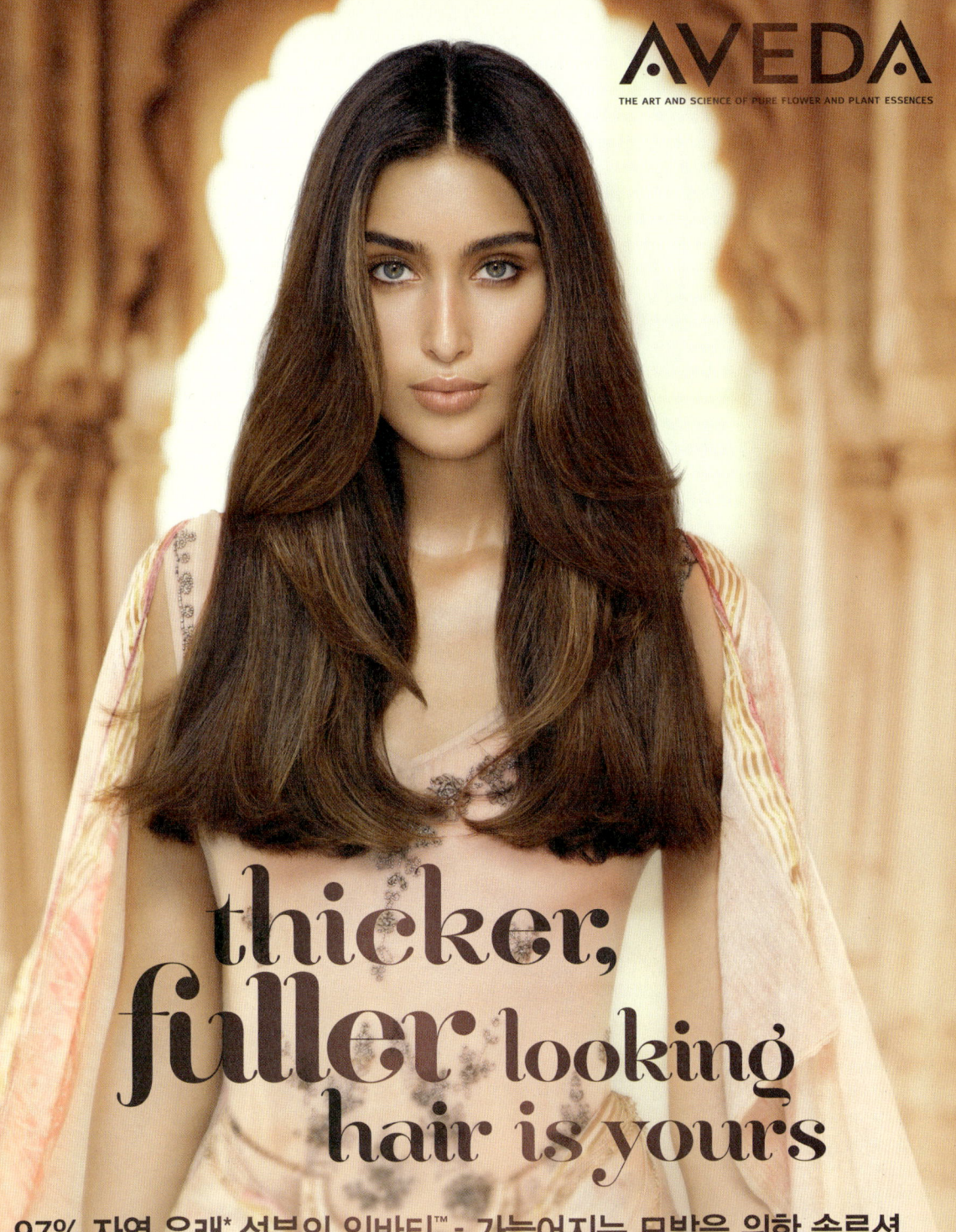

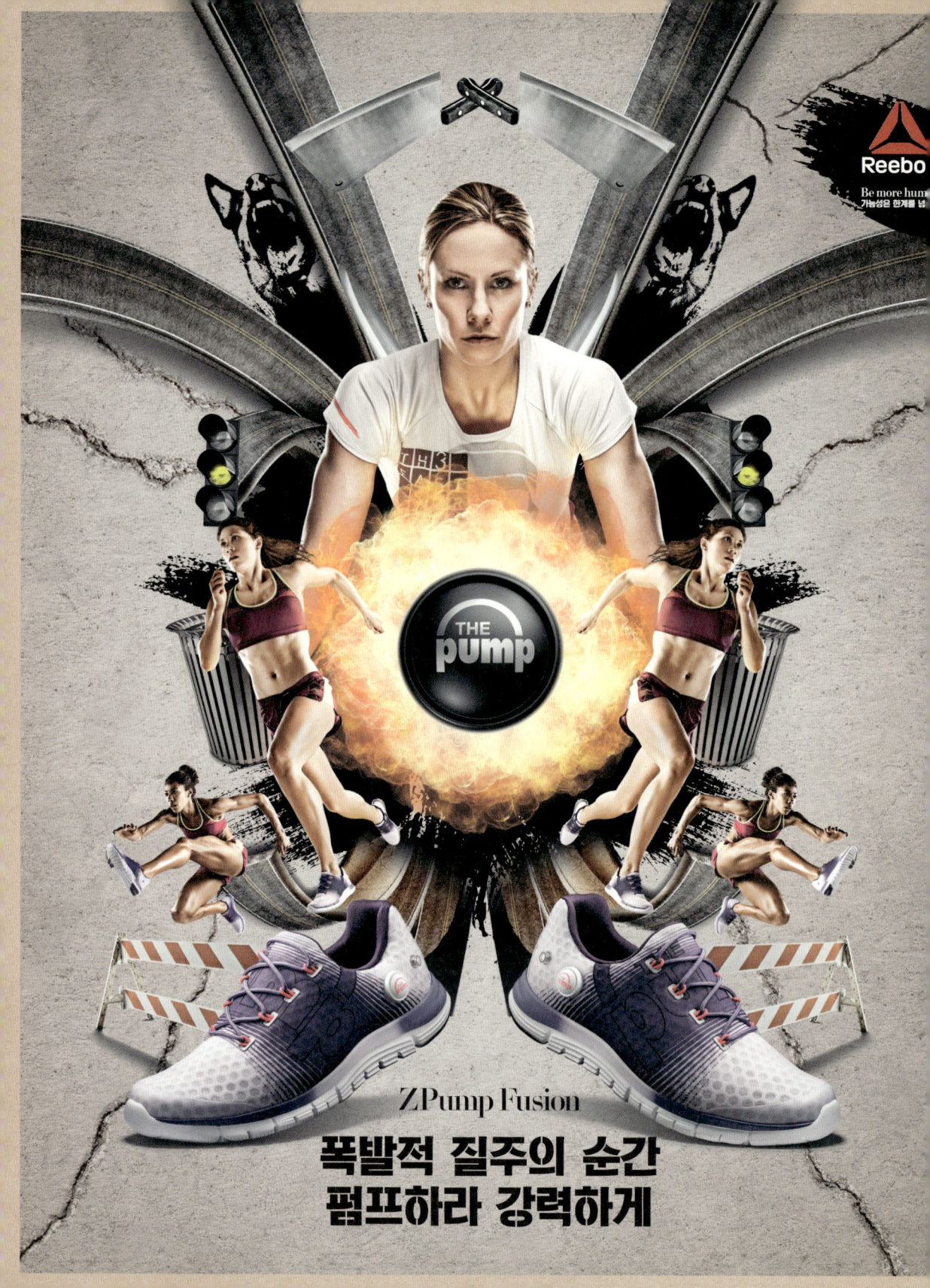